● 保山中医药高等专科学校
● 保山市第二人民医院　共同推荐用书

U0642098

针灸推拿及解剖触诊技术

张院宝　赵云龙　李继光　主编

全国百佳图书出版单位
中国中医药出版社
·北 京·

图书在版编目（CIP）数据

针灸推拿及解剖触诊技术 / 张院宝，赵云龙，李继光
主编. --北京：中国中医药出版社，2025.5（2025.10 重印）
ISBN 978-7-5132-9481-2

Ⅰ. R24

中国国家版本馆 CIP 数据核字第 2025ZQ5843 号

中国中医药出版社出版

北京经济技术开发区科创十三街 31 号院二区 8 号楼
邮政编码　100176
传真　010-64405721
廊坊市佳艺印务有限公司印刷
各地新华书店经销

开本 787×1092　1/16　印张 9　字数 175 千字
2025 年 5 月第 1 版　2025 年 10 月第 2 次印刷
书号　ISBN 978-7-5132-9481-2

定价　56.00 元
网址　www.cptcm.com

服 务 热 线　010-64405510
购 书 热 线　010-89535836
维 权 打 假　010-64405753

微信服务号　zgzyycbs
微商城网址　https://kdt.im/LIdUGr
官 方 微 博　http://e.weibo.com/cptcm
天猫旗舰店网址　https://zgzyycbs.tmall.com

如有印装质量问题请与本社出版部联系（010-64405510）

《针灸推拿及解剖触诊技术》
编　委　会

主　　编　张院宝　赵云龙　李继光

副 主 编　张　尹　何丽芬　周月倾

编　　委　王家绍　陈云平　范雯瑞

　　　　　　杨丽英

图片摄影　李青松　高炜杰

◎ 前 言

医学发展史上"无解剖，不医学"的箴言揭示了人体结构认知在医学中的基础性地位。解剖学作为医学教育的重要基石，既是构建临床思维的关键支点，又是医学生在向临床工作者转型过程中普遍面临的专业屏障。如何将解剖图谱转化为实用性强的诊疗实践，始终是医学生成长道路上的瓶颈。

在疾病诊断中，触诊一直是医生了解患者身体状况的重要手段之一。通过触诊，医生可以直观地评估患者的解剖结构、器官功能及是否存在异常病变或组织损伤等，而人体组织解剖学结构精细触诊不仅为临床诊疗提供了可量化的结构学依据，还对针灸推拿的临床应用具有重大参考价值。针灸推拿这项承载着千年来人类和疾病斗争的中国智慧的技术，在解剖触诊技术的支撑下，实现了经络、穴位与肌肉、神经、血管分布的精准对应，使针灸推拿的疗效获得了解剖学的科学阐释。

《针灸推拿及解剖触诊技术》的编写旨在将针灸推拿学及解剖学这两门看似不同却又相辅相成的医学融为一体，为读者呈现一个既古老又现代、既宏观又精细的医学知识体系。我们深知，针灸推拿及解剖触诊虽然源于不同的医学体系，但它们在追求健康、治疗疾病的道路上殊途同归。针灸推拿强调气血调和、阴阳平衡，通过刺激人体特定的穴位与经络，激发人体的自愈能力；而解剖触诊侧重于对人体结构的精准定位与功能评估，为针灸推拿临床提供更为精确的操作指导与理论依据。

《针灸推拿及解剖触诊技术》的编写侧重直观性与实用性。在图片上，我们采用人体骨骼模型、肌肉体表投影及人体触诊三者结合，从整体上力求让读者产生直观印象。在文字表达上，我们力求精简明了、通俗易懂。在内容安排上，我们既涵盖了针灸推拿常用穴位定位、解剖学知识与触诊技巧，又讲解了各种常见疾病的诊断。我们希望通过这种方式，使读者能够在短时间内快速掌握这门技术，并在临床实际工作中灵活运用。

当然，医学是一门永无止境的学问。随着科技的进步与医学研究的深入，针灸推拿及解剖触诊技术也在不断发展与完善。因此，我们鼓励读者在阅读本书的同时，能够保持对新知识、新技术的敏锐感知与学习态度，不断充实自己的医学知识体系，为人类健康事业的发展贡献自己的力量。

最后，我们要感谢所有为本书编写付出辛勤努力的作者与编辑人员，以及为本书提供宝贵意见与建议的专家学者。正是有了你们的支持与帮助，才使得本书得以顺利出版。

《针灸推拿及解剖触诊技术》编委会

2025 年 3 月

⟳ 目　录

第三部分　躯干部常用体表标志及触诊解剖定位

第四部分　四肢部常用体表标志及触诊解剖定位

第五部分　周围神经常用刺激点

第六部分　肌肉常用刺激点

第七部分　血管体表投影

针灸推拿及解剖触诊技术

第一部分

概　述

一、人体解剖学基本术语

人体解剖学基本术语对触诊具体位置的描述至关重要。因此，在开篇，我们先熟悉一下基本的解剖学术语（图 1-1）。

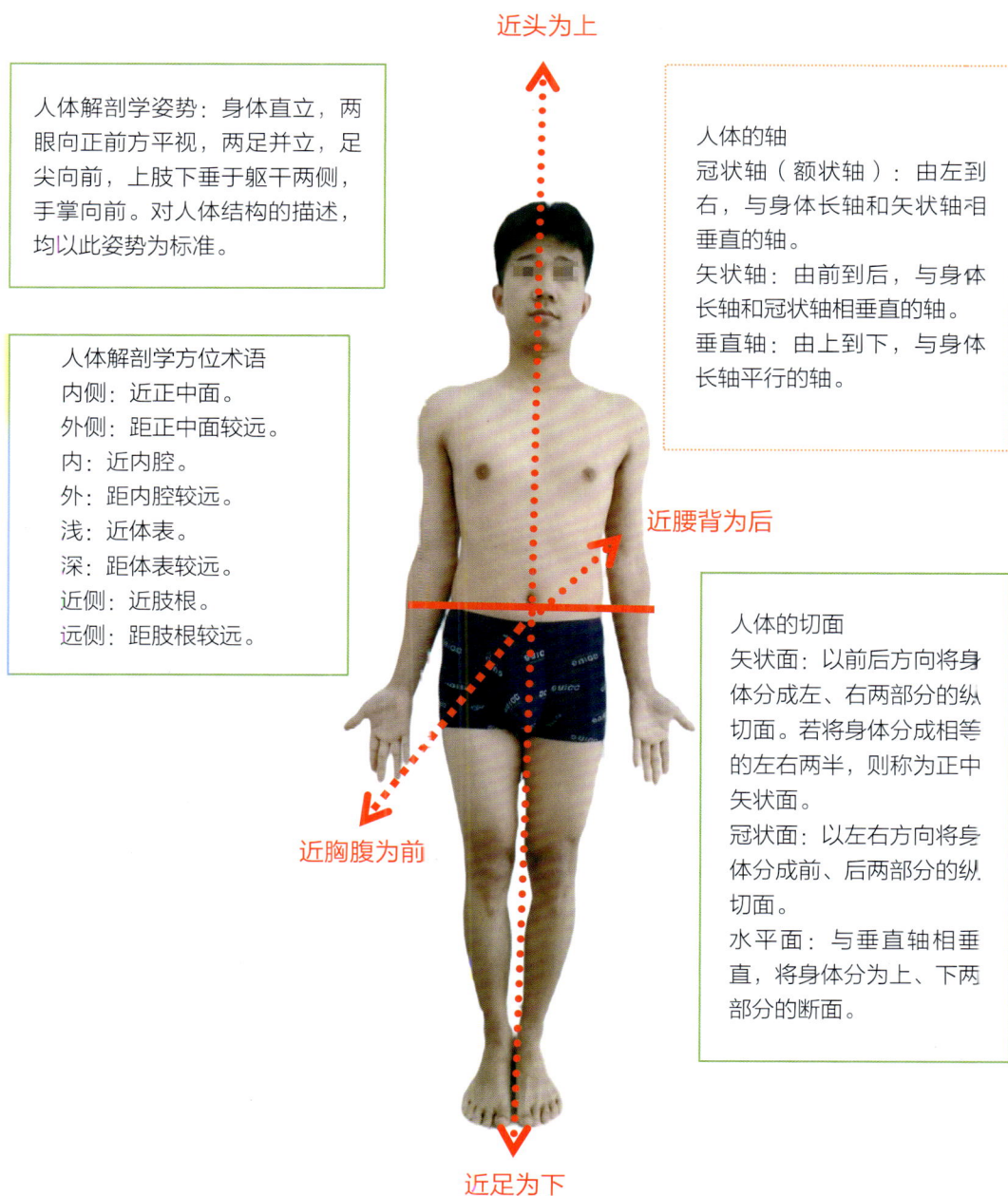

近头为上

人体解剖学姿势：身体直立，两眼向正前方平视，两足并立，足尖向前，上肢下垂于躯干两侧，手掌向前。对人体结构的描述，均以此姿势为标准。

人体的轴
冠状轴（额状轴）：由左到右，与身体长轴和矢状轴相垂直的轴。
矢状轴：由前到后，与身体长轴和冠状轴相垂直的轴。
垂直轴：由上到下，与身体长轴平行的轴。

人体解剖学方位术语
内侧：近正中面。
外侧：距正中面较远。
内：近内腔。
外：距内腔较远。
浅：近体表。
深：距体表较远。
近侧：近肢根。
远侧：距肢根较远。

近腰背为后

人体的切面
矢状面：以前后方向将身体分成左、右两部分的纵切面。若将身体分成相等的左右两半，则称为正中矢状面。
冠状面：以左右方向将身体分成前、后两部分的纵切面。
水平面：与垂直轴相垂直，将身体分为上、下两部分的断面。

近胸腹为前

近足为下

图 1-1　人体解剖学基本术语

二、触诊的常用体位

1. 仰卧位

仰卧位是触诊头面部、胸腹部及四肢的常用体位（图 1-2）。

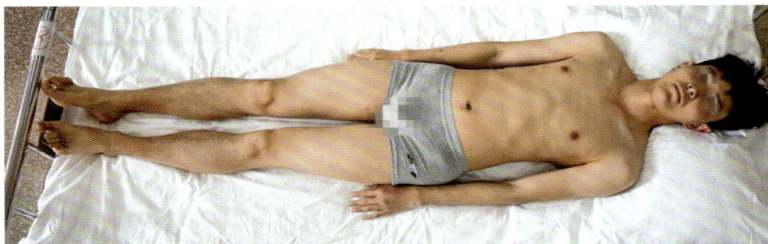

图 1-2　仰卧位

2. 俯卧位

俯卧位是触诊颈项部、背腰部及四肢的常用体位（图 1-3）。

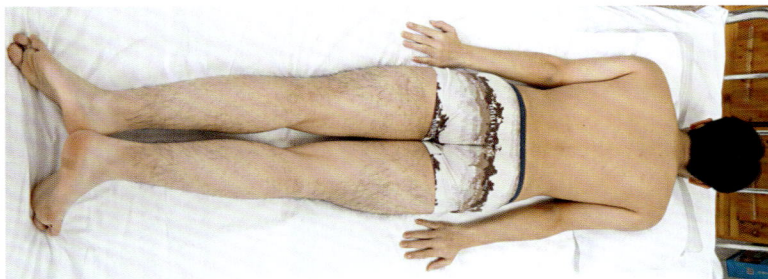

图 1-3　俯卧位

3. 侧卧位

侧卧位是触诊横突、大转子及身体侧面，如前锯肌、肩胛下肌的常用体位（图 1-4）。

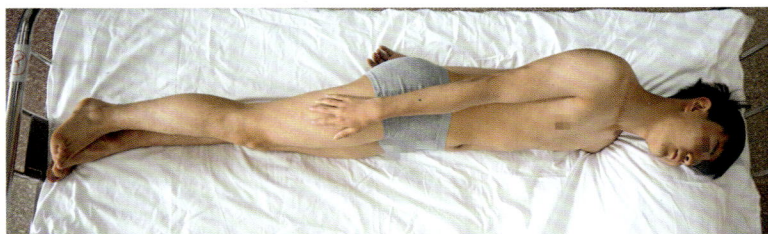

图 1-4　侧卧位

4. 坐位

坐位常用于头部、颈项部或者四肢部位，如颞肌、胸锁乳突肌、肱二头肌的触诊（图 1-5）。

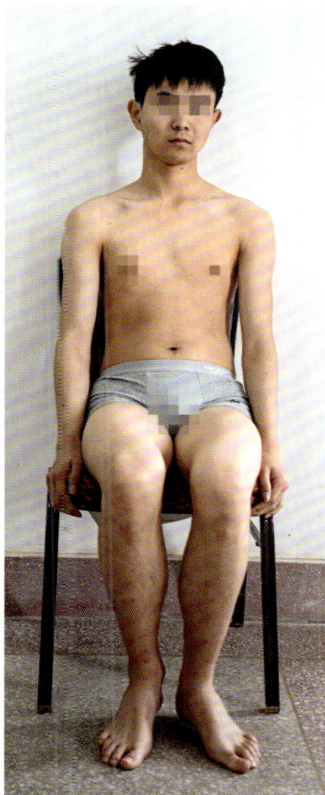

图 1-5 坐位

三、触诊的常用方法

触诊是在检查、诊断、治疗等医学实践过程中必不可少的一种手段，是医者用手触摸一定部位，体会手下的感觉，并对手下的肌肉、神经、血管、骨骼及病变部位进行仔细辨别的过程、方法。有时为了进行比较、鉴别，医者还要进行对比、动静态触摸，以及扩大触诊范围。根据不同的组织、不同的部位或深浅，触诊采用的方法和力度也不一样。

在实际触诊操作过程中，医者应根据需要触诊的具体组织及具体病变来决定力的大小。初学者如需要精细化的触诊，触摸时不要过于用力，也可尝试闭目进行触诊，以便于放大手指的感觉。现结合实际触诊所需，对触诊所需要运用的一些手法及技巧介绍如下。

1. 指触诊法

指触诊法是临床最常用的触诊方法。当需要确定某个组织或者局部是否有病变时，医者一般先用单手或双手手掌进行整体触诊后，再用单手或双手拇指、示指或几个手指进行配合，进一步识别组织的厚度、硬度、柔韧度及弹性等。特别是当需要确定微小病变或病变在骨突的侧方（如棘突的侧方）时，医者可利用拇指、示指指腹感觉灵敏的特点，便于进一步定位和诊断。此外，若要判断脊柱小关节是否有偏移，或对某些病灶进行判断，医者可用单手或双手手指给予患部适当的压力刺激，以诱发病变部位的疼痛。根据操作过程中的区别，指触诊法可分为以下几种。

（1）单拇指（示指）触诊法：医者用一手拇指（示指）指腹桡侧在需要定位的部位来回移动并感受指下的感觉。本法常用于乳突（图1-6）、第7颈椎棘突、下颌角定位的触诊。有时在确定某些组织是否有病理性改变时，也需要借助拇指（示指）的敏锐性特点进行单拇指（示指）触诊。

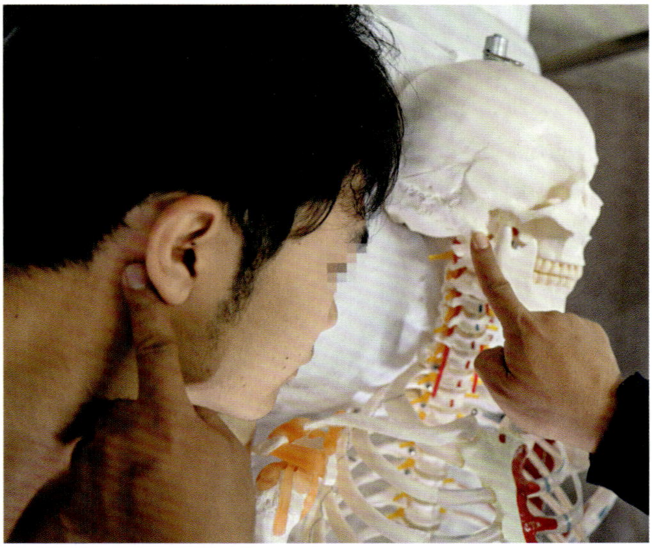

图1-6　单示指触诊乳突

（2）双指触诊法：四指微屈，拇指轻度背伸外展，呈外"八"字式，用示指、拇指形成"八"字对人体骨性标志的大小、范围进行触诊。本法常用于髂骨（图1-7）、肋弓（图1-8）、肩胛骨下角定位的触诊。病变部位如有较大的异常组织如脂肪瘤等，亦可用双指触诊法。

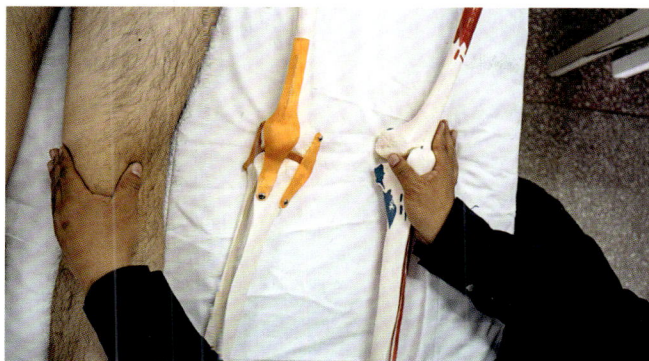

图 1-7　双指触诊髌骨

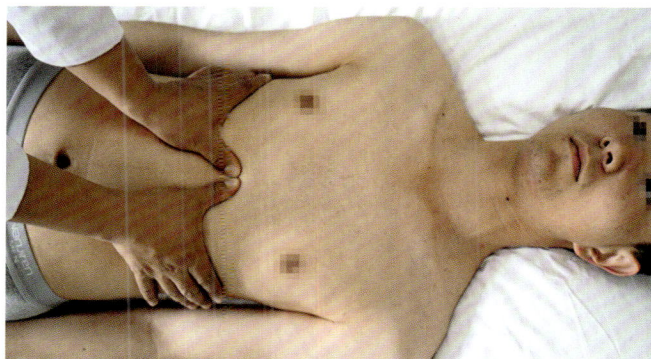

图 1-8　双指触诊肋弓

（3）三指触诊法：是判断脊柱是否偏歪时最常用的触诊法。操作时，医者需将中指放在患者棘突顶上，示指、无名指分别放在棘突旁，三指迅速沿脊柱滑动（图 1-9），先查患者的脊柱生理曲线是否存在，是否有消失、反张、成角、后凸、内凹、畸形等，再查棘上韧带有无变化、棘突有无偏歪等。触诊肌腱时，可采用拇指与示指、中指。

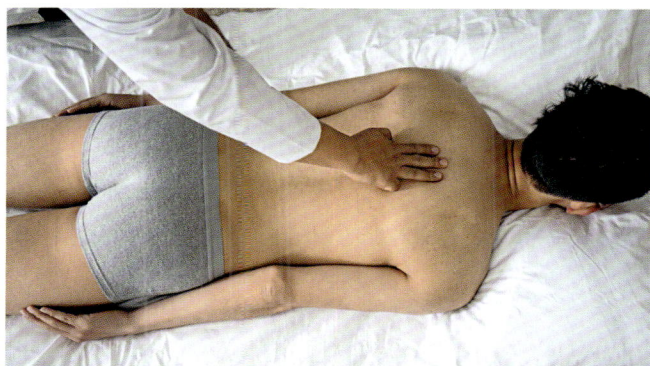

图 1-9　三指触诊脊柱

（4）多指触诊法：是定位人体线性骨性标志时常用的触诊方法，如对第3～6颈椎棘突进行定位（图1-10），在确定第2颈椎、第7颈椎棘突后，可用此法快速定位出第3～6颈椎棘突。此法同样可用于胸椎棘突、腰椎棘突的触诊。此外，对有一定范围凸起的骨面如颧弓（图1-11）、肋骨、肩胛骨边缘，或肌肉肌腹边缘如三角肌、缝匠肌进行定位时，也可采用此法。

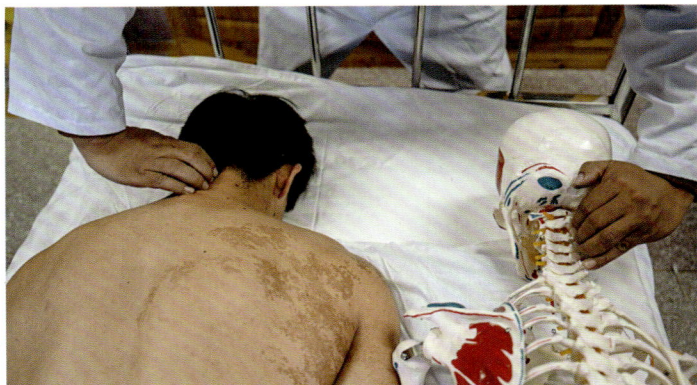

图1-10 第3～6颈椎棘突定位

图1-11 颧弓定位

2. 肘触诊法

指触诊法出现力量不足时可用肘触诊法。此法常用于深部的组织如坐骨神经、梨状肌、第3腰椎横突、第4腰椎横突，或者体形较为肥胖的患者。有时为确定深部组织是否有相关病变，需用较大的力量才能刺激或触到病变部位，用肘压可使力传递较深，故可用肘触诊法，如臀中肌、梨状肌（图1-12）。触诊梨状肌时，医者先定位髂后上棘与尾骨尖连线中点，再定位此中点与股骨大转子之间的连线，此连线为梨状肌体表定位。

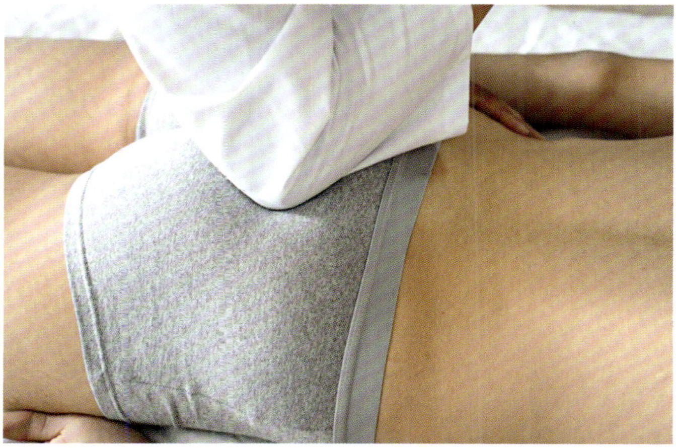

图1-12　肘触诊梨状肌

3. 静态触诊法

在对有明显体表标志的部位进行触诊时，常用静态触诊法，如眉弓（图1-13）、喉结、肱骨内上髁、掌指关节、动脉搏动等。

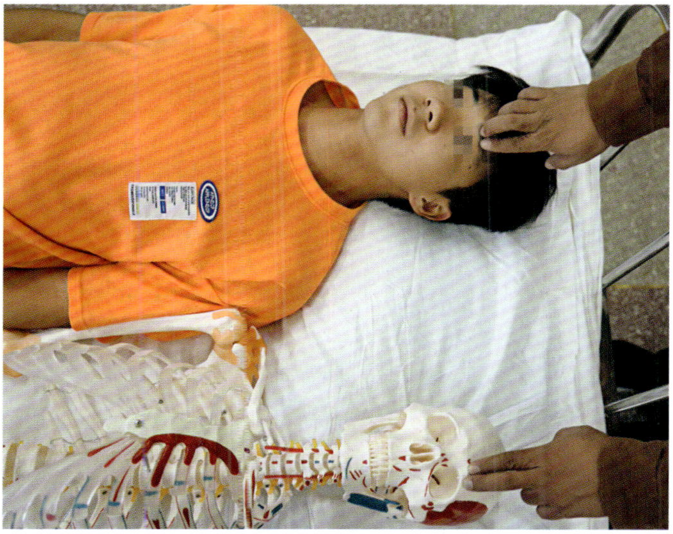

图1-13　眉弓触诊

4. 动态触诊法

应用动态触诊法的情况有两种。其一是在确定组织范围大小或某些骨性凹陷时，医者用手指滑动去寻找确定骨性标志（图 1-14）；其二是在确定患者某个肌肉形态、走向或关节连接处（胸肋关节）时。在采用动态触诊法时，患者常需要进行主动运动。针灸揣穴、推拿治疗定位中也常用这种方法。例如，对大椎穴进行定位（第 7 颈椎棘突下），从解剖学结构上来说，当低头时，第 7 颈椎棘突是项部下方正中线上凸起最明显的一个，但由于个体差异，有时无法确定最凸起的是否是第 7 颈椎棘突，此时需要借助颈椎活动进行鉴别，能随摇头而左右摇动的就是颈椎，而其下方的胸椎棘突则完全不动。借此可精确找到大椎穴（图 1-15）。此外，触诊肌腱、肌肉的走行、大小、范围等，亦可用此法。

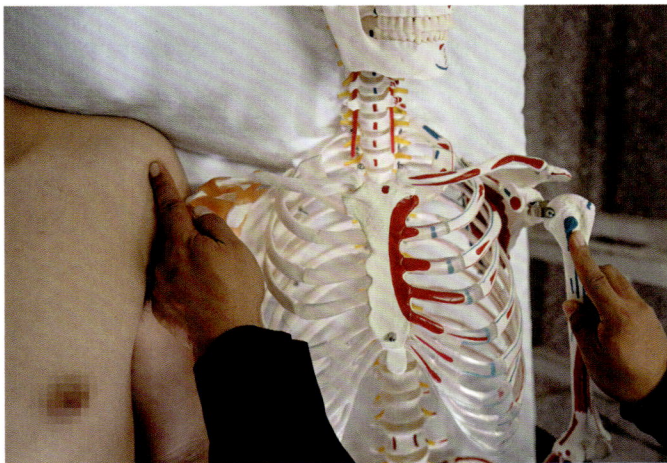

图 1-14　肱骨结节间沟触诊

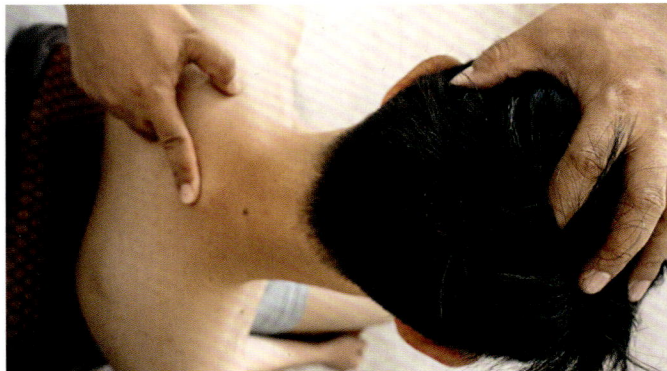

图 1-15　大椎穴定位

5. 对照触诊法

对照触诊法常用于组织分层多或者丰厚的部位。若要找到不同组织的分界，或区分正常组织与病变组织结构的细微差别，也需应用此法。医者在操作此法时需要一边触诊一边询问患者的主观感受，如手顺着肌纤维走向推动，一般肌肉感受不到较大刺激，患者没有较大的应激反应；当手垂直于肌纤维走向推动时，肌肉感觉到较大的刺激，患者往往会告知疼痛。如触诊颞肌，帽状腱膜与颞肌的边界在触诊过程中会较难分辨，可同时触诊两块左右对称的颞肌并仔细识别。

四、触诊的注意事项

触诊的最终目的是服务临床，在日常练习中，医者除充分练习手指的敏感性、触诊技巧、力度的控制外，还要仔细鉴别正常组织与病变组织之间的差异性。现从皮肤、软组织、骨和关节、神经和血管、痛点 5 个方面介绍触诊中的注意事项。

（一）触皮肤

皮肤是医者与患者接触时首先触碰到的组织。皮肤的温度感知是中医学辨寒证、热证过程中经常会使用到的指标。触皮肤时一般采用双侧对比法。从西医学角度看，皮温的增高往往是深部组织炎症的一种表现。关节部位的皮温一般比肌肉部位的低，因为关节处的血管不如肌肉处的丰富，保温层也薄。因此，触皮肤可用于鉴别感染性疾病和风湿性关节炎急性发作。

（二）触软组织

软组织是在触诊过程中，采用较小的力度就可以触碰到的部分。

1. 肌肉

触肌肉主要是通过直观感受去识别肌肉的大小、走向有无异常等。一般而言，正常肌肉在静息状态下有一定的弹性和生理张力，如肌肉僵硬、弹性差，甚至像琴弦一样，就说明有异常。通常情况下，上运动神经元损害时，肌肉张力增加，称为痉挛性麻痹，触诊时感觉肌肉异常紧张；下运动神经元损害时，受累的肌肉丧失了生理弹性，称为弛缓性麻痹，触诊时感觉肌肉异常松软；疼痛引起的痛性痉挛，表现为肌肉紧张，有明显压痛；紧张的肌肉边缘与周围组织有明显的分界；外伤导致的肌肉损伤，肌肉柔韧度差，无弹性，有时可触到条索状的硬结。

2. 肌腱和韧带

肌腱和韧带一般存在于肌肉与骨性凸起连接的地方，部位相对较深，在触诊这一部分时，常采用动态触诊法，或从肌腱和韧带走行的垂直方向对肌腱和韧带进行弹拨，去感受其异常。如肌腱和韧带出现损伤，一般是骨膜的附着处出现点状钙化。若整个肌腱和韧带钙化，触诊手下会有坚硬感、结节感、钝厚感，或感觉肌腱和韧带弹性明显变差。

3. 腱鞘和滑囊

触诊腱鞘和滑囊常采用动态触诊法。触诊时应注意腱鞘，特别是应力高的环状韧带处有无增厚。损伤性腱鞘炎常有增厚（早期由于肿胀，晚期由于瘢痕增生），可在晚期摸到滑动肌腱上增生的膨体。增厚部位常有压痛。化脓性腱鞘炎有积脓时，指腹触诊能测知腱鞘有波动感。正常的滑囊不能触及，滑囊炎时常能触及滑囊增厚、积液，触痛。大粗隆滑囊炎常属结核性，可因大量脓液贮积而显著胀大。髌骨前或髌骨下滑囊炎及坐骨结节滑囊炎多为损伤性。

4. 脂肪及其他组织

脂肪质地柔软，具有一定弹性，容易脂肪沉着的部位如肩部、背部、颈部、臀部等，有时可触及脂肪瘤。医者触诊脂肪及其他组织时常需要对其质地、弹性及其边界进行仔细感触，确保准确辨出组织是否有异常。

（三）触骨和关节

如需要运用针灸或推拿对一些常见内科疾病进行诊疗时，从脊柱源性疾病入手会将诊疗变得较为简单。人体脊柱颈椎段有颈上、颈中、颈下神经节，胸腰椎段有交感神经链附着。在治疗时，医者触摸脊柱结构及整体线性情况，并与患者所述的症状进行对照，可确定疾病的发生与脊柱线性结构的改变有无关联。触骨和关节的基本方法如下。

1. 触脊柱关节结构及其形态

"3指4线"法是触脊柱关节结构及其形态的常用方法。"3指"指示指、中指、环指，具体见"三指触诊法"；"4线"分别为中心轴线、棘突侧线、棘突顶线、棘突尖线。

（1）中心轴线：又称后正中线，为通过脊柱中心的一条直线。

（2）棘突侧线（棘突旁线）：通过各棘突侧缘的连接线。图1-16中，第6胸椎棘突侧缘（C点或D点）与第7胸椎相对应的点的连线，即为棘突侧线。

（3）棘突顶线：每个棘突上、下角的连线，各棘突顶线的连线重叠于或平行于中心轴线（在中心轴线的矢状面内）。图1-16中，A点、B点所表示的位置为第6胸椎棘突的上角和下角，它们的连线应与中心轴线重合。

（4）棘突尖线：是上位棘突下角尖与下位棘突上角尖间的连线。图1-16中，第6胸椎的B点与第7胸椎相对应的点的连线，即为棘突尖线。

正常情况下，两棘突侧线均应与中心轴线平行，棘突顶线和棘突尖线应与中心轴线重合。当棘突偏歪时，其顶线偏离中心轴线，侧线在此处呈一曲线，尖线则呈斜形方向与中心轴线相交。当椎体发生不同的移位时，棘突则会出现相应的变化。这些变化可用拇指触诊检查，并与相邻上下棘突相比较。必要时使患者脊柱前屈、后伸及左右旋转，反复对比就能做出正确判断。当遇到棘突有先天变异者时，可酌以顶线为主，与中心轴线相比较。

2. 脊柱小关节病理性变化

脊柱源性疾病往往会影响全身各个系统，从而出现不同的症状。触诊存在的意

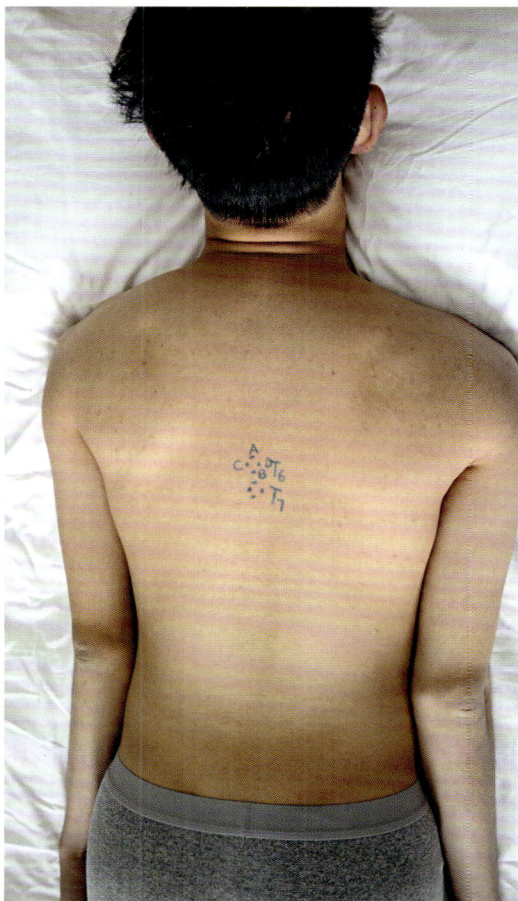

图1-16 4线定位（以第6、第7胸椎为例）

义在于影像学中不一定支持患者感受到的症状，但医者通过触诊可以感受到患者脊柱某个节段的异常，如微小移位或局部温度、张力过高等。例如，患者主观感受有胸闷、心慌、肩胛内侧脊柱区不适，影像学或心电图不支持该症状，但医者在触诊过程中发现，该区域的脊柱确实存在一定程度偏移，在整脊复位后，患者症状消失。因此，掌握对关节的触诊技术显得极为重要。

（1）关节微小移位：用手触摸来分辨骨关节间微小错移存在与否、方向如何、程度怎样，确实比较困难。如能在了解骨关节和软组织解剖结构的基础上，熟悉各个体表标志，经过长期的实践和体验，达到"手摸心会""以手扪之，自悉其情"的水平，还是可能对关节的微小移位做出诊断的。这在很大程度上弥补了X线等检查不能显示微小移位的不足。判断关节是否有微小移位，一般是通过触摸关节与邻近骨突的关系来实现的。

（2）脊柱棘突偏歪：触摸棘突及脊柱曲度等可判断椎间关节是否有错缝或其他异常

改变。方法：医者沿纵轴逐个检查患者的颈、胸、腰椎棘突，如其确有病变，则可发现一个或多个脊椎棘突排列错乱。由于棘突的偏歪是否是病理性的历来争议较大，因此，建议当患者出现椎体节段神经支配的相应症状时，再对其进行仔细触诊，如无任何不适，即使触诊到相应偏歪也可视为正常。

（四）触神经和血管

神经干常与动、静脉伴行。因此，触诊时确定动脉位置及走行是找到局部神经干较为简便的方法。运用解剖体表投影点及参考神经走行是触诊神经和血管的关键。

（五）触痛点

寻找疼痛点和压痛点是临床诊疗过程必须经历的一个环节。疼痛是患者就诊常见的原因，但疼痛一般很难准确反映病变部位的真实情况，必须依靠医者反复触摸，才能弄清楚。特别值得注意的是，每个人的痛阈值都不同，触诊时，患者的不同部位、病变部位深浅、触诊时段、情绪、心理状态存在动态变化过程，因此，并非所有触痛点的部位都是病变部位。此外，病灶沿一定的神经放射会出现多个触痛点，反射引起的肌痉挛（放射痛）或内脏病变引起特定部位的牵涉痛，这些部位虽然有触痛点，但它不是原发病灶，临床中应进行仔细鉴别。

疼痛与否是患者反馈给医者的重要信息，有时对诊断来讲也是重要的指征之一。例如，在颈项部触诊过程中，如出现的是以枕区压痛为主，且疼痛是以应力集中区域为主，可怀疑肌肉、肌腱、韧带、筋膜等由于高应力集中区力学结构异常而发生损伤，触诊时可配合患者肢体主动、被动运动进行重点判断。这一部分疼痛产生的原因一般为无菌性炎症，治疗上考虑以松解痉挛、消除高应力状态为主。

枕大神经卡压除局部有压痛点外，常表现为向其分布支配区域呈放射痛或牵扯痛。若卡压时间较久，局部的触压不仅有痛感，还有酸、胀、麻等其他异常感觉。神经卡压只麻不痛的情况亦时有发生。肌肉的疼痛以酸胀痛为主。肌肉的压痛范围较广，肌腱、韧带起止点和骨膜的压痛范围则较局限。

在触诊技巧方面，一般来说，用力方向应当与骨面或骨突面垂直，因垂直方向受力最大，刺激最敏感，易诱发疼痛反应，从而有利于找出病变部位。如第3腰椎横突综合征，按压方向应是横突尖指向的平面。菱形肌损伤按压的方向是肩胛骨内侧缘指向的平面。查体时应以压痛部位为准，而不应以患者平时感觉到的疼痛部位为准。深部疼痛感觉定位不清晰，患者自己往往找不到具体的病痛点，真正的压痛点通常不是患者平时感觉到的痛点。

触诊时应注意对比检查，以便比咬、鉴别其异常改变，即注意对比肌紧张程度、皮肤温度，皮下结节、条索、硬块等，应与相对称的健康组织对照以助确诊。医者触诊时要根据手感和患者的反应悉心体会，即根据软组织异常改变的性状和特点、压痛的部位及性质、患者的反应、损伤点在浅层还是深层等进行定性、定位。

针灸推拿及解剖触诊技术

第二部分

头颈部常用体表标志及触诊解剖定位

一、头面部

（一）头面部常用体表标志

1. 前发际线

前发际线指头部有发部位的前缘正中，是针灸推拿临床经穴定位的常用标志（图 2-1）。

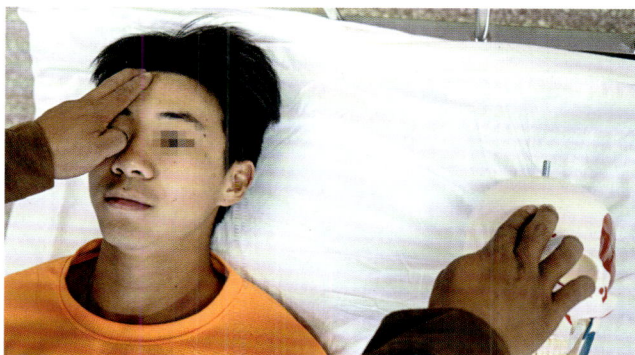

图 2-1　前发际线

2. 眉弓

眉弓位于眶上缘上方，男性隆起较显著（图 2-2）。眉弓对应着大脑额叶的下缘，其内侧的深面有额窦。

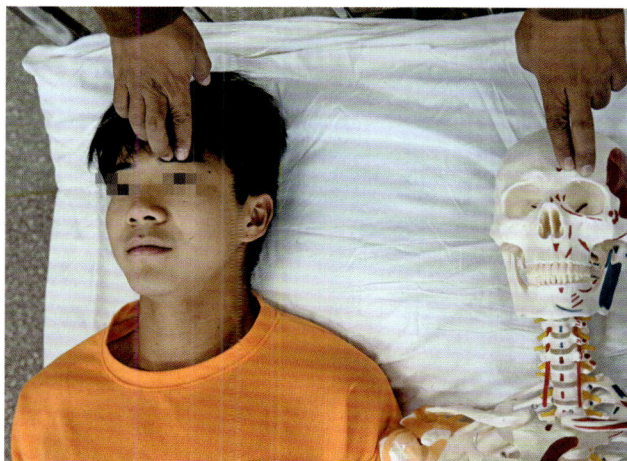

图 2-2　眉弓

3. 眶下缘

眶下缘为眼眶下方的弧形骨缘（图 2-3）。眶下缘中点的下方约 1cm 或瞳孔直下 2cm 处为眶下孔，眶下血管及神经由此穿行。

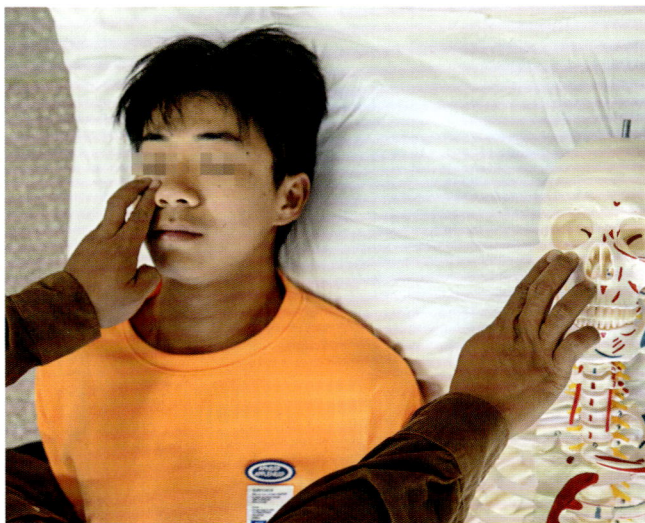

图 2-3　眶下缘

4. 额角

额角为发角、前发际额部曲角处（图 2-4），是针灸推拿临床经穴定位的常用标志，也是颞肌触诊时常用的体表定位之一。

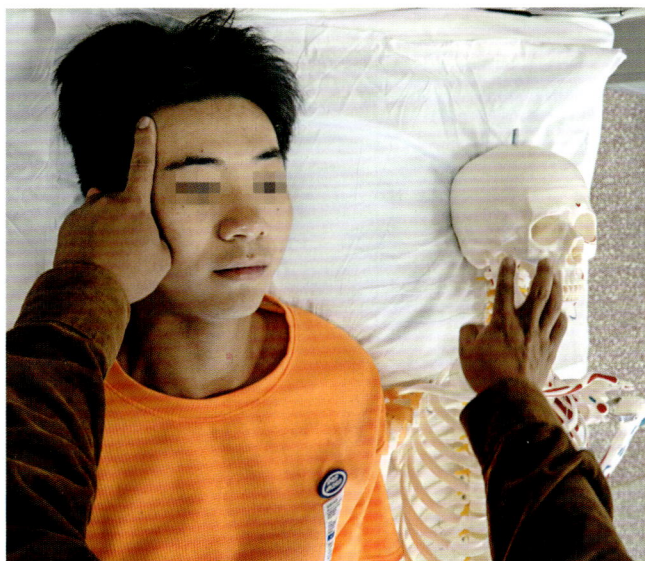

图 2-4　额角

5. 颧弓

颧弓为外耳门前方的弓状骨梁，全长居于皮下可触及（图2-5）。弓上缘对应着大脑半球颞叶前端的下缘。

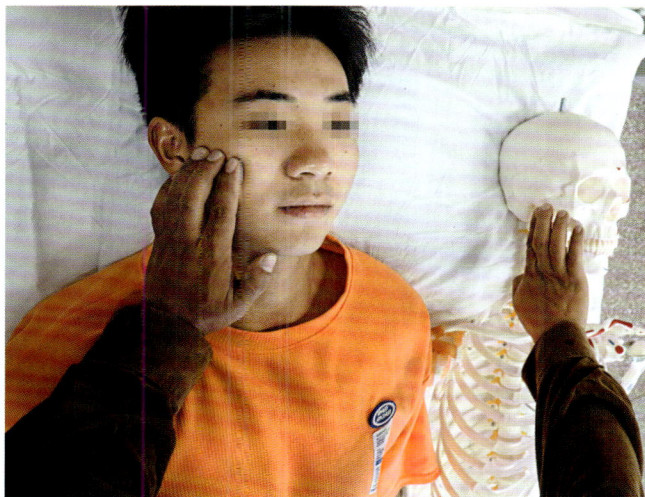

图2-5 颧弓

6. 颞窝

颞窝呈半圆形，为颞肌的附着处（图2-6），前界为颧骨及额骨颧突，上方及后方以颞线与颅盖为界，下方与颞下嵴、颞下窝相邻，外侧界为颧弓，由额骨、蝶骨大翼、颧骨及顶骨构成。此窝下通颞下窝，前经颧颞孔达眶。颞窝内，额骨、蝶骨、顶骨及颞骨四骨相接处，称为翼点，此处有脑膜中动脉的前支经过。

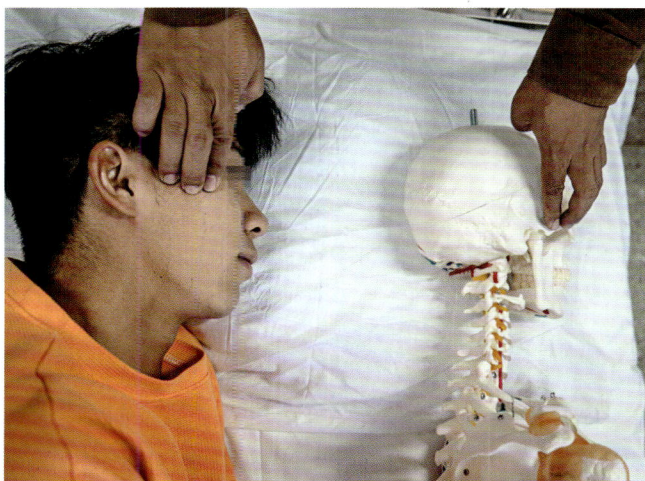

图2-6 颞窝

7. 下颌骨冠突、下颌髁突

下颌骨的下颌支末端有两个凸起。前方的凸起称下颌骨冠突，为颞肌附着处；后方的凸起称下颌骨髁突。两突之间的凹陷为下颌切迹（图2-7）。

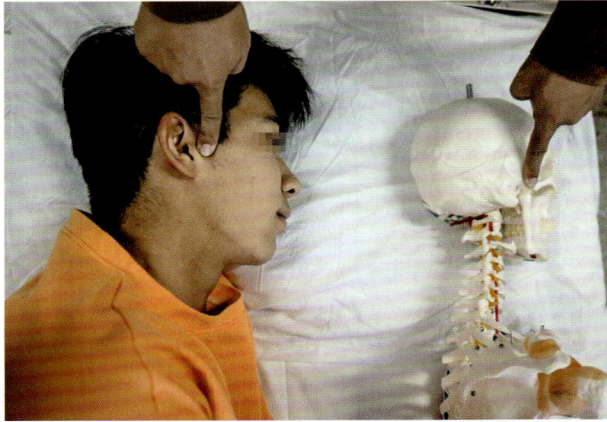

图2-7 下颌切迹

8. 下颌角

下颌角位于下颌体下缘和下颌支后缘相交处（图2-8）。下颌角位置凸出，骨质薄弱，为下颌骨骨折的好发部位。在进行翼内肌触诊时，亦可以从下颌角内侧进行尝试。

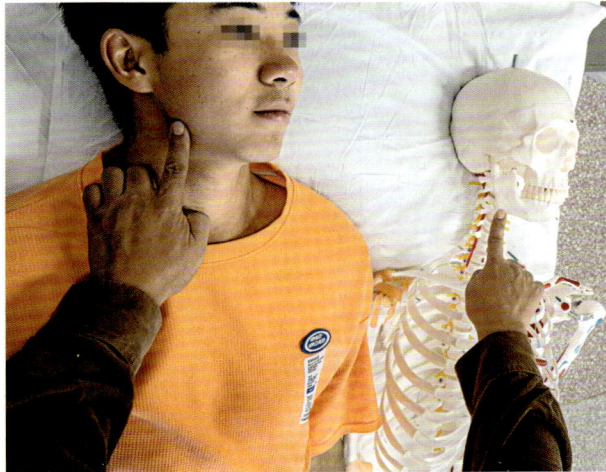

图2-8 下颌角

9. 枕外隆凸

枕外隆凸位于枕部的后正中，两侧可以摸到隆起的骨嵴，称为上象限，是枕额肌枕腹和斜方肌的起点（图2-9）。

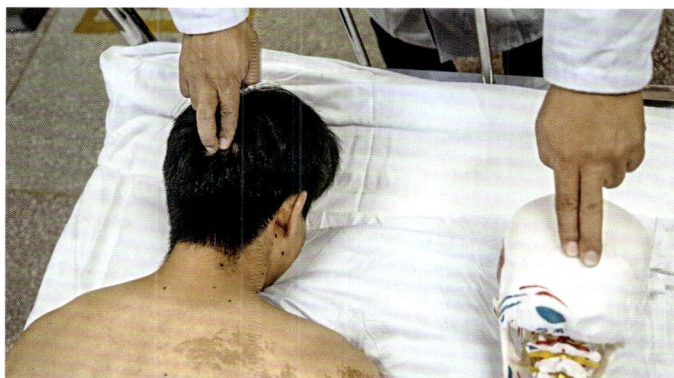

图 2-9　枕外隆凸

（二）头面部触诊

1. 颞肌

【肌肉功能】上提下颌骨。

【肌肉起止点】起点：颞窝；止点：下颌骨冠突。

【触诊要点】肌肉整体印象见图 2-10。患者取坐位或者仰卧位，医者通过触诊定位颞窝大致形态及下颌骨冠突，从颞窝向下颌骨冠突方向触摸。采用动态触诊法，在触诊时要求患者做咀嚼动作，仔细触摸颞肌边缘。

【支配神经】三叉神经下颌支的颞深神经前后支。

【本肌说明】龋齿、缺齿或不良咀嚼习惯等引起的咬合不对称会导致本肌肉损伤。颞肌紧张可引起偏头痛，中医学经络辨证中常将本肌肉区域的头痛辨证为少阳经头痛。因为颞肌下方附着到下颌骨冠突，故头部前倾姿

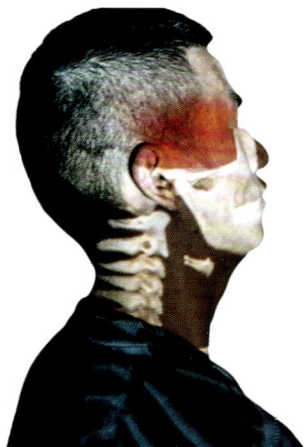

图 2-10　颞肌

势、颞下颌关节紊乱、胸锁乳突肌牵拉也会出现本肌肉所属区域的疼痛。本肌肉的疼痛在诊断时也常被误诊为头痛、颞下颌关节痛或牙痛。

2. 咬肌

【肌肉功能】上提下颌骨。

【肌肉起止点】起点：颧弓；止点：下颌骨的咬肌粗隆。

【触诊要点】肌肉整体印象见图 2-11。触诊时，医者定位颧弓及下颌骨咬肌粗隆，从咬肌粗隆向颧弓方向触摸。医者在触诊时嘱咐患者做咀嚼动作，采用动态触诊法，触摸具体形态。

【支配神经】三叉神经。

【本肌说明】经常咀嚼坚硬食物或者习惯性张口呼吸会导致本肌损伤。此外，长期单侧咀嚼亦会导致本肌损伤。颞下颌关节紊乱后，发生咬肌损伤牵扯会出现单侧耳鸣。咬肌是一块延伸在颧弓和下颌骨之间的强大肌肉，有浅、深两部分。咬肌各部的作用相反：浅部向前拉下颌骨，使其前伸；而深部向后拉下颌骨，使其后缩。需要强调的是，咬肌是人体中最有力的肌肉，咬力和咀嚼力大多是由它产生的，咬肌较大的人往往可见"方脸"。

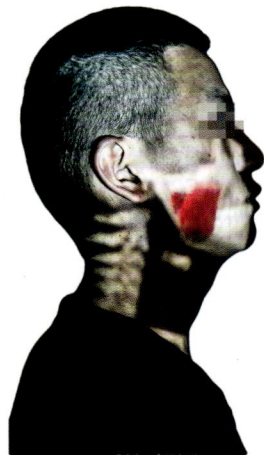

图 2-11　咬肌

3. 翼内肌

【肌肉功能】上提下颌骨。

【肌肉起止点】起点：翼突外侧板内面；止点：下颌骨内面的翼肌粗隆。

【触诊要点】肌肉整体印象见图 2-12。患者取仰卧位，医者先定位下颌角，再触摸下颌骨内面的翼肌粗隆，采用动态触诊法，在触诊时嘱患者做下颌关节运动，触摸具体形态。

【支配神经】三叉神经下颌支。

【本肌说明】本肌肉损伤与咬肌损伤的原理相同。翼内肌上的扳机点容易引起嘴（包含舌头）及喉咙的扩散性疼痛，颞下颌关节紊乱时主要考虑本肌肉的原因。此外，咬合不对称、耳朵深处的疼痛、吞咽困难且疼痛，或颞下颌关节下降受限，也可考虑本肌肉的原因。

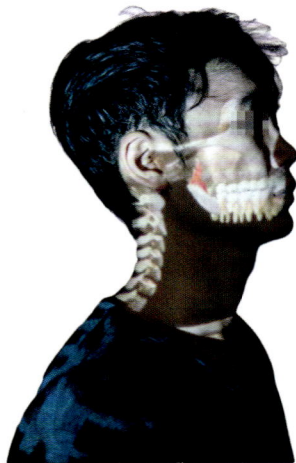

图 2-12　翼内肌

4. 翼外肌

【肌肉功能】一侧收缩，使下颌骨转向对侧；两侧收缩，使下颌骨向前移动。

【肌肉起止点】起点：翼突外侧板外面；止点：下颌骨髁突的翼肌凹、颞下颌关节的关节盘和关节囊。

【触诊要点】肌肉整体印象见图 2-13。翼外肌位置较深，一般不容易触摸，如需要触诊，医者先定位下颌骨冠突、下颌骨髁突位置，嘱咐患者仰卧位张口，从口内对准下颌骨冠突、下颌骨髁突位置进行触诊，触诊时嘱咐患者活动颞下颌关节。

【支配神经】三叉神经下颌支。

【本肌说明】本肌肉的紧张会引起颞下颌关节深处疼痛或患者感觉咬合不对称，长时间紧张会导致患者单侧咀嚼困难，引起面部其他肌肉痉挛。松解本肌肉时，患者微张口，医者向肌肉紧张一侧移动患者下颌。例如，右侧翼外肌紧张，医者可在患者张口位时对下颌给予一个向右的推力。

5. 枕额肌

【肌肉功能】额腹：提眉、下牵头皮；枕腹：后牵头皮。

【肌肉起止点】额腹：起点为帽状腱膜，止点为眉部皮肤；枕腹：起点为枕骨，止点为帽状腱膜。

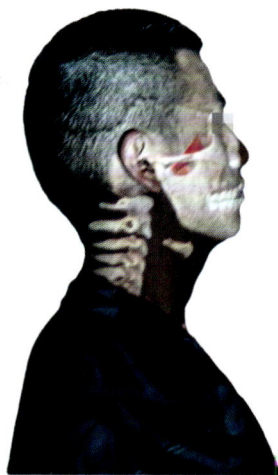

图 2-13　翼外肌

【触诊要点】由于本块肌肉位置表浅，分布区域较广，肌肉整体印象图略。触诊时，医者将触诊手指置于患者前额或枕骨处，嘱咐患者做提眉、皱额动作，医者手下可以感受到枕额肌收缩。

【支配神经】三叉神经下颌支。

【本肌说明】习惯性皱额或者直接外伤可导致该肌肉受损。额部肌肉紧张可引起前额部头痛（刺痛感），还可以累及眶上神经。枕部肌肉受损伤可引起颈部后侧肌肉、锁骨头、胸锁乳突肌、头后部或眼后的疼痛。

附：下颌运动与肌肉的关系（表 2-1）

表 2-1　下颌运动与肌肉的关系

下颌运动	肌肉
降颌	颈阔肌、下颌舌骨肌、二腹肌前腹
提颌	咬肌、翼内肌、颞肌
下颌前伸	翼外肌佐以翼内肌及咬肌之浅纤维
下颌后缩	颞肌之后纤维、咬肌之深纤维
下颌磨动	咬肌、颞肌、翼内肌、翼外肌及辅助肌肉如二腹肌、下颌舌骨肌、颈阔肌

（三）头面部神经、血管及其他组织

1. 神经

（1）面神经：面神经为混合神经，面神经两大运动传出纤维和两大感觉传入纤维信号共同传到脑桥。脑桥内有三大核团：①运动核（由特殊内脏运动传出，司面部表情肌）；②上泌涎核（由一般内脏运动传出，司唾液腺、泪腺）；③孤束核（感觉传入，司舌前 2/3 味觉）。特殊内脏运动纤维在脑桥内要先向后内侧行，绕过脑桥后才与上泌涎核、孤束核发出的纤维聚集，一同出脑桥。

面神经核起自脑桥下部，先从背侧绕过展神经核，再下行出脑；然后进入内耳孔，横过膝状神经节，走行在面神经管内；最后经茎乳孔出颅，穿过腮腺，分出经典的管理面部表情的五大周围支（图 2-14、图 2-15）。

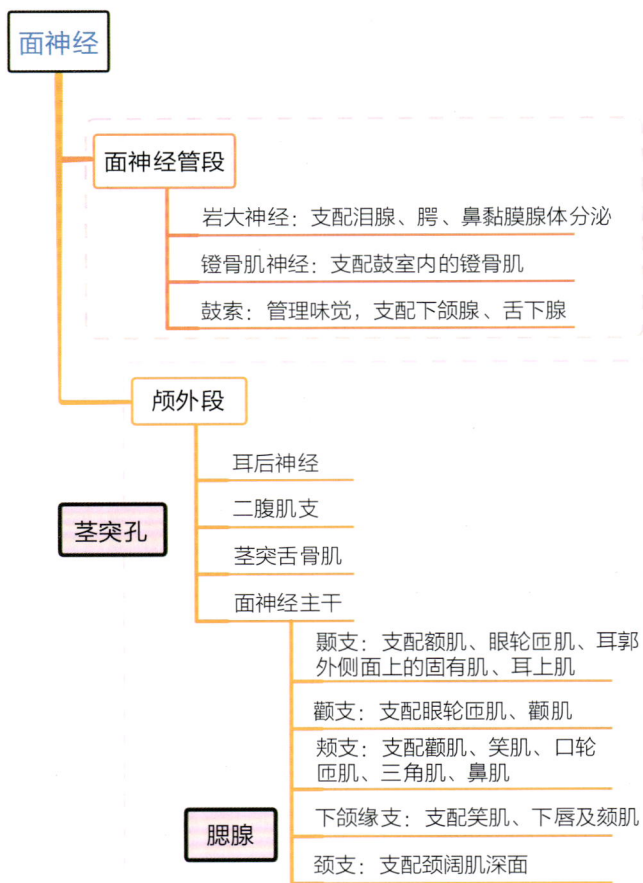

面神经
- 面神经管段
  - 岩大神经：支配泪腺、腭、鼻黏膜腺体分泌
  - 镫骨肌神经：支配鼓室内的镫骨肌
  - 鼓索：管理味觉，支配下颌腺、舌下腺
- 颅外段
  - 茎突孔
    - 耳后神经
    - 二腹肌支
    - 茎突舌骨肌
    - 面神经主干
      - 颞支：支配额肌、眼轮匝肌、耳郭外侧面上的固有肌、耳上肌
      - 颧支：支配眼轮匝肌、颧肌
      - 颊支：支配颧肌、笑肌、口轮匝肌、三角肌、鼻肌
      - 下颌缘支：支配笑肌、下唇及颏肌
      - 颈支：支配颈阔肌深面
  - 腮腺

图 2-14　面神经走行

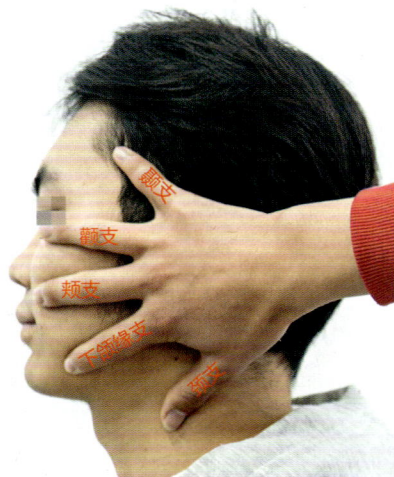

图 2-15　管理面部表情的五大周围支

（2）三叉神经：为混合神经，大部分为感觉纤维，小部分为运动纤维。感觉纤维的大部分起于三叉神经节的假单极神经细胞，传导颜面、眼、鼻、口腔的外感觉；另一小部分起于三叉神经中脑核，主要传导咀嚼肌的本体感觉。运动纤维起于脑桥的三叉神经运动核。三叉神经发出眼神经、上颌神经和下颌神经三大分支（图 2-16）。

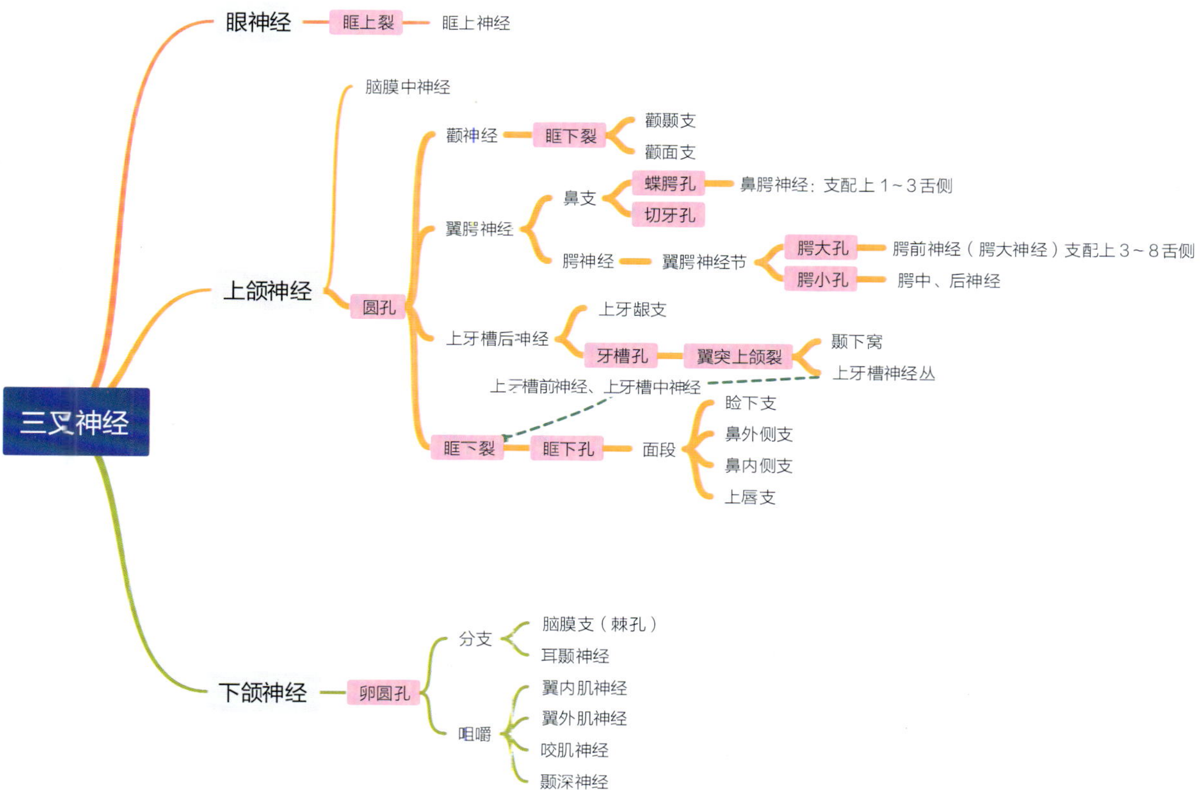

图 2-16　三叉神经三大分支

2. 血管

主要血管：面部主要动脉为面动脉，有同名静脉伴行。

（1）面动脉：起自颈外动脉，分支有下唇动脉、上唇动脉和鼻外侧动脉。

（2）面静脉：起自内眦静脉，经眼静脉和颅内海绵窦交通。面静脉通常无瓣膜，面肌收缩可促使血液逆流。因此，在两侧口角至鼻根连线所形成的三角形区域内，若发生化脓性感染时，病菌可循上述途径逆行至海绵窦，导致颅内感染，故此区有面部"危险三角"之称。

3. 其他组织

腮腺：略呈锥体形，上邻颧弓，下平下颌角，前邻咬肌，后邻乳突。腮腺是一个空腔组织，故对外部的寒热刺激较为敏感，在炎性反应发生时，其间隙很容易被渗出液体充斥，从而进一步卡压所属区域的神经、血管。在治疗面瘫时，应对其特殊结构引起足够重视。

腮腺管由腮腺的前缘发出，在颧弓下一横指处（颧弓下方约1cm处，耳垂至鼻翼与口角间中点连线的中1/3段），向前横行越过咬肌表面，至咬肌前缘转向内侧，穿颊肌，在颊黏膜下潜行一段距离，然后开口于与上颌第2磨牙相对处的颊黏膜上。开口处的黏膜隆起，称腮腺乳头。用力咬合时，在咬肌前缘可触摸到腮腺管。腮腺管的体表投影相当于自鼻翼与口角间的中点至耳屏间切迹连线的中1/3段。

穿经腮腺的血管和神经如下：纵行的有颈外动脉，下颌后静脉，颞浅动、静脉及耳颞神经；横行的有上颌动、静脉，面横动、静脉及面神经的分支。

（1）颈外动脉由颈部上行，在深面穿入腮腺，行于下颌后静脉的前内侧，至下颌颈平面分为上颌动脉和颞浅动脉两个终支。

（2）下颌后静脉、颞浅静脉和上颌静脉与同名动脉伴行，穿入腮腺，汇合成下颌后静脉，在颈外动脉的浅面分为前后两支，前支注入面静脉，后支与耳后静脉汇合成颈外静脉。

（3）颞浅动、静脉二者伴行，出腮腺上端，越过颧弓到达颞区。

（4）耳颞神经和颞浅血管伴行，来自三叉神经第3支（下颌支），出腮腺上端后，它紧贴耳郭前缘上升，分布于耳郭和颞部的皮肤。

（5）面横动脉由颞浅动脉在穿出腮腺以前发出，向前穿经腮腺实质，横过咬肌表面，经颧弓与腮腺管之间，与面神经的分支伴行。

二、颈项部

（一）颈项部常用体表标志

1. 境界与分区

颈部上界以下颌骨下缘、下颌角、乳突尖、上项线和枕外隆凸的连线与头部为界，下界以胸骨颈静脉切迹、胸锁关节、锁骨上缘和肩峰至第7颈椎棘突的连线与胸部和上肢为界。颈部一般分为固有颈部和项区两部分（图2-17）。

（1）固有颈部：指两侧斜方肌前缘之间和脊柱颈段前方的部分，即通常所指的颈部。固有颈部以胸锁乳突肌前、后缘为界，分为颈前区、胸锁乳突肌区和颈外侧区。

①颈前区：其内侧界为颈前正中线，上界为下颌骨下缘，外侧界即胸锁乳突肌前缘。颈前区又以舌骨为标志，分为舌骨上区和舌骨下区；前者包括颏下三角和左、右下颌下三角；后者包括颈动脉三角和肌三角。

②胸锁乳突肌区：为该肌所在的区域。

③颈外侧区：位于胸锁乳突肌后缘、斜方肌前缘和锁骨中 1/3 上缘之间，又称颈后三角。肩胛舌骨肌将其分为后上部较大的枕三角和前下部较小的锁骨上大窝（亦称锁骨上三角）。

（2）项区：两侧斜方肌与脊柱颈段之间的部分，又称颈后区。

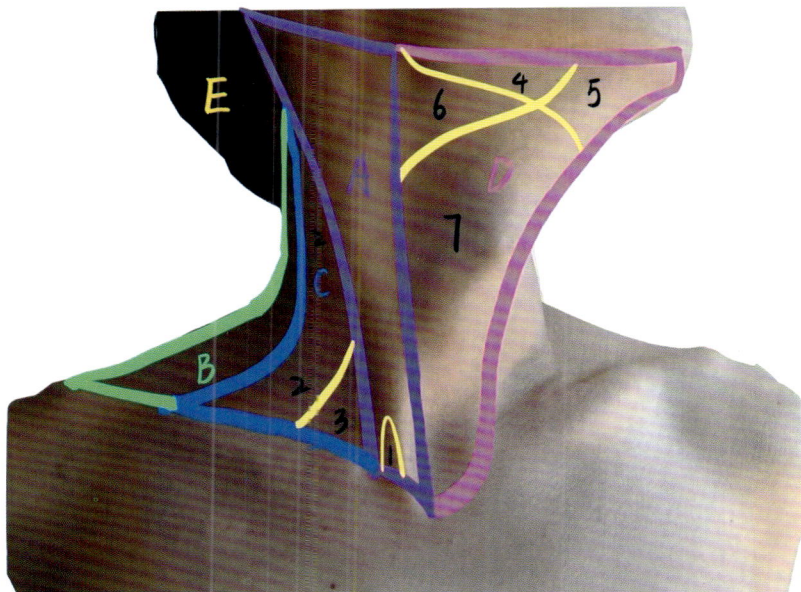

A. 胸锁乳突肌区；B. 项区；C. 颈外侧区；D. 颈前区；E. 枕下区；
1. 锁骨上小窝；2. 枕三角；3. 锁骨上大窝；4. 下颌下三角；
5. 颏下三角；6. 颈动脉三角；7. 肌三角。

图 2-17　颈部境界与分区

2. 颈项部常用体表定位

（1）舌骨：位于颏隆凸的下后方，恰对第 3 ～ 4 颈椎间盘平面（图 2-18）。舌骨体两侧可扪及舌骨大角，是寻找舌动脉的标志。

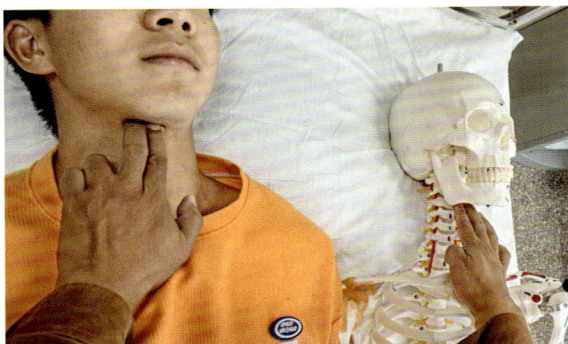

图 2-18　舌骨

（2）甲状软骨：颈部前面的方形软骨，不成对，由前缘相互愈着的呈四边形的左、右软骨板组成（图 2-19）。愈着处称前角，前角上端向前凸出，称喉结，一般平第 4 颈椎。

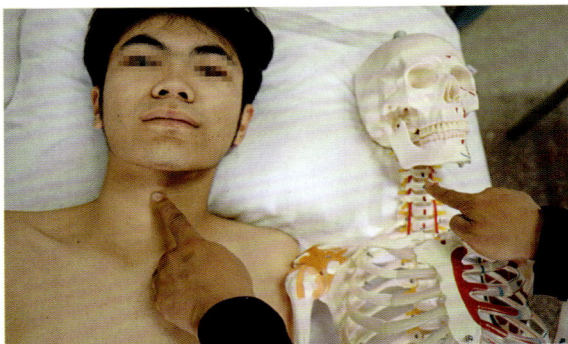

图 2-19　甲状软骨

（3）环状软骨：环状软骨紧接于甲状软骨下方，不成对，位于喉部最下方，气管最上方，与气管的最上一节相连成环形（图 2-20）。

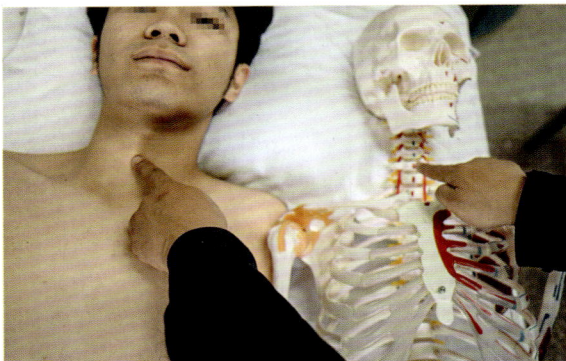

图 2-20　环状软骨

（4）上项线：枕外隆凸与颞骨乳突之间弧形向上的骨嵴，有胸锁乳突肌和斜方肌附着。

（5）下项线：定位参照上项线，位于上项线下方一横指左右，近似弧形的骨嵴。

（6）项平面：上项线与下项线之间的部分。

（7）枕区：从枕外隆凸、上项线至颞骨乳突根部，以及下项线至颞骨乳突尖部的区域。

（8）颈椎棘突：患者低头时，可在其后正中线上见一显著凸起，为第7颈椎棘突或第1胸椎棘突。嘱患者前屈位左右摇头，随之运动的为第7颈椎棘突，不运动的为第1胸椎棘突，然后以此为标志可扪及各颈椎棘突（图2-21）。其上有项韧带、斜方肌、上后锯肌、夹肌、菱形肌、多裂肌、棘间肌、颈半棘肌、颈棘肌、头后大直肌、头后小直肌、头下斜肌附着。

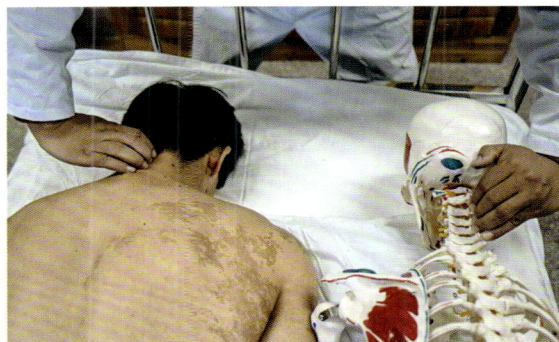

图2-21　颈椎棘突

（9）寰椎横突：约位于乳突尖端与下颌角连线的上、中1/3交界处的深部（图2-22），Ⅸ、Ⅴ、Ⅺ、Ⅻ脑神经在其前方分开。其上有肩胛提肌，头上、下斜肌及头外侧直肌附着。

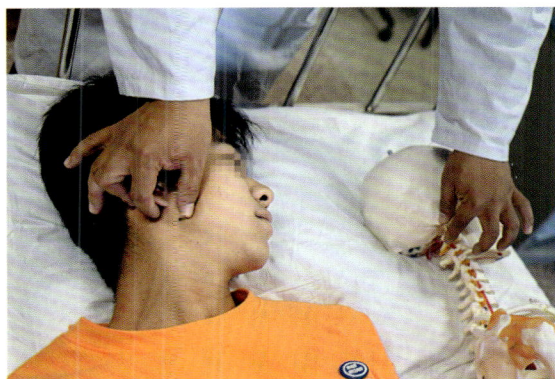

图2-22　寰椎横突

（10）横突前、后结节：由寰椎横突点至锁骨上凹的连线为颈椎横突所在线，沿此线前后旁开约 0.5cm 即可扪及各颈椎横突前、后结节。第 3～6 颈椎每侧横突有前、后两根。前根为肋骨退化的遗迹，自椎体侧方发出，向外终于前结节；后根为真正的横突，向外终于后结节。颈椎前结节位于后结节的前内侧，前后根于外侧由肋横突板（结节间板）相连，结节间连合宽度随椎体序数而逐渐增宽，使横突前结节逐渐前移而显著。因此，定位颈椎横突前后结节时可先定位第 6 颈椎横突前结节（图 2-23），或者找到胸锁乳突肌后缘与颈外静脉相交处后方，定位第 4 颈椎横突前结节（图 2-24），同一颈椎横突前后结节之间的距离相差 0.5～1cm。因此，在找到相应椎体的前结节后，水平位向后触摸到的凸起即为该椎体横突后结节（图 2-25）。

颈椎横突前结节呈长粗糙面，其上有颈长肌、头长肌和前斜角肌腱束附着，纵向走行。颈椎横突后结节有中斜角肌、后斜角肌、肩胛提肌、颈夹肌、颈髂肋肌等附着。

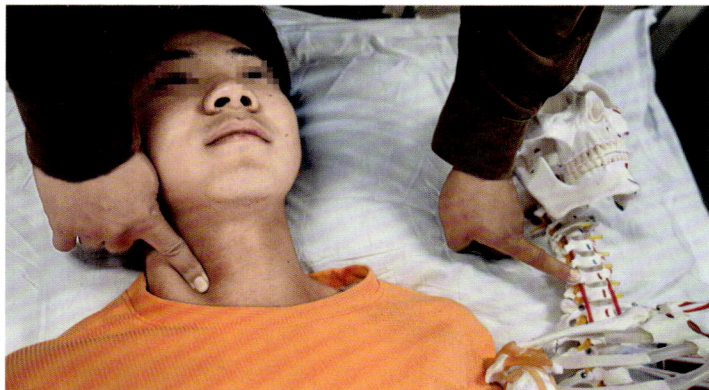

图 2-23　第 6 颈椎横突前结节

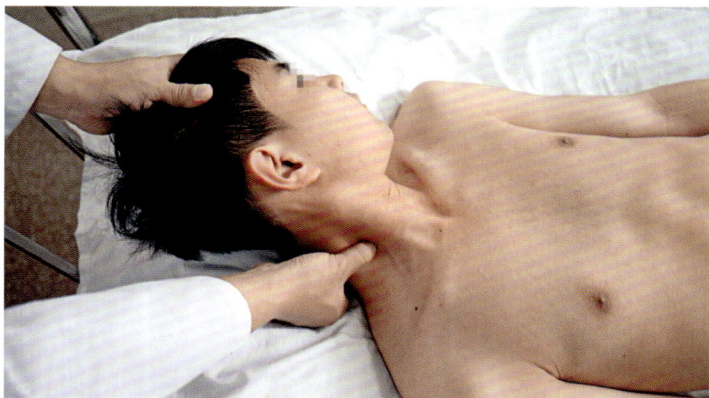

图 2-24　第 4 颈椎横突前结节

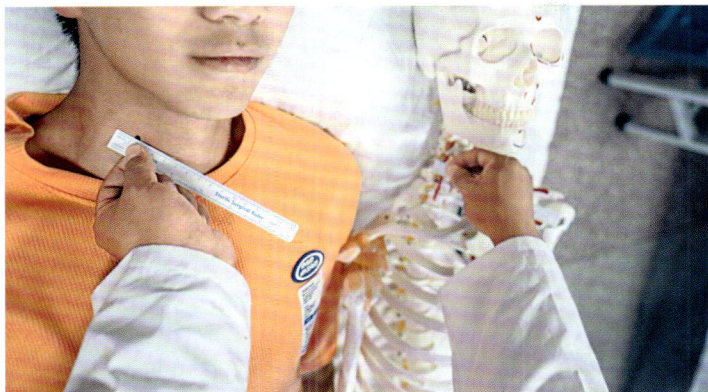

图 2-25　第 4 颈椎横突后结节

注：第 6 颈椎横突前结节平环状软骨，位于环状软骨的两侧向外侧 1.3 ～ 1.5cm 处，相当于胸锁乳突肌前缘中点的深处。

（11）寰椎后结节：是寰椎后弓中点略向后方的凸起。触诊时，医者能感觉到手指下的枕骨大孔后缘和它正下方（尾侧）有 1 个小凹陷，医者的拇指在凹陷处能接触到寰椎后结节（图 2-26），如果后结节不明显，可以先定位枕外隆凸及枢椎棘突，在两者中点仔细探寻。

图 2-26　寰椎后结节

（12）枢椎棘突：沿枕外隆凸向下经过枕骨下窝后第一个触摸到的骨性结构即为枢椎棘突（图 2-27）。患者的头部做轻微的屈伸运动时，医者手下有明显活动感。

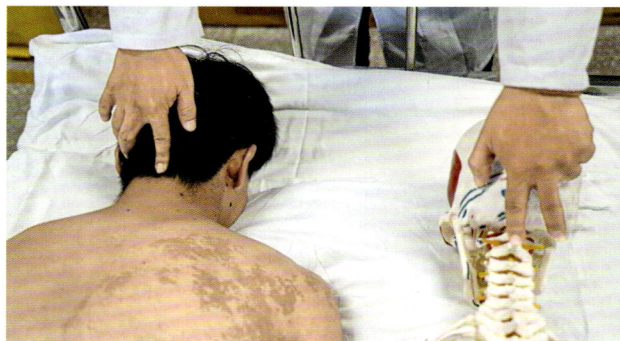

图 2-27　枢椎棘突

（13）第 7 颈椎棘突：位于颈椎与胸椎的交界处，故形态与胸椎接近（图 2-28）。第 7 颈椎棘突比其他颈椎棘突长且粗大，近似水平位地伸向后方，末端不分叉，呈结节状，往往于皮下形成一隆起，故第 7 颈椎又名隆椎。

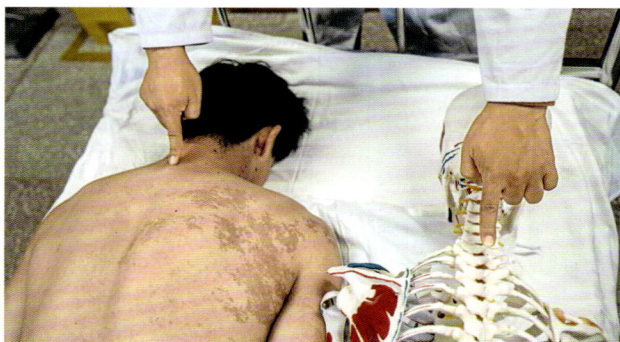

图 2-28　第 7 颈椎棘突

附：颈椎节段性定位（表 2-2）

表 2-2　颈椎节段性定位

颈椎椎体	侧面观对应平面
第 1 颈椎	上腭
第 2 颈椎	上腭牙齿咬合面或乳突尖水平
第 3 颈椎	下颌角
第 4 颈椎	舌骨
第 5 颈椎	甲状软骨
第 6 颈椎	环状软骨
第 7 颈椎	环状软骨下 2cm

（二）颈项部触诊

1. 胸锁乳突肌

【肌肉功能】使头向对侧旋转，同侧屈曲、后伸。

【肌肉起止点】起点：胸骨部起于胸骨柄前面，锁骨部起于锁骨内 1/3 段上缘，两头间的三角形间隙恰在胸锁关节上方，在体表即锁骨上小窝；止点：乳突外面及上项线外侧 1/3。

【触诊要点】肌肉整体印象见图 2-29。触诊时，医者先定位乳突（图 2-30）、锁骨内侧和胸骨顶部，让患者的头部稍微偏向一侧或者缓慢抬离床面，使胸锁乳突肌轮廓更明显。

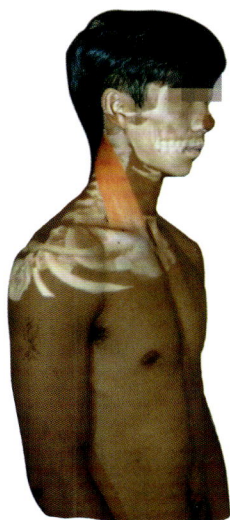

图 2-29　胸锁乳突肌

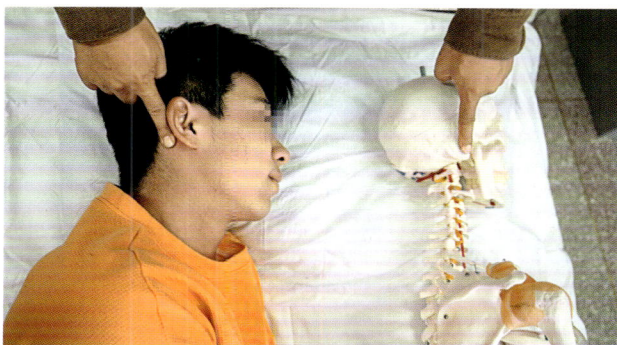

图 2-30　乳突

【支配神经】副神经及第 2～4 颈神经前支。

【本肌说明】下固定时，本肌一侧收缩，使头颈向同侧屈，并转向对侧；本肌两侧收缩，可配合其他肌肉使头伸或使头屈。上固定时，本肌收缩上提胸廓，助吸气。本肌最主要的作用是维持头正常的位置，端正姿势，以及使头在水平方向上从一侧向另一侧转动，以便观察物体的运动。

若本肌紧张或痉挛，患者会在运动时感到头部不适，走路感到脚步不稳定，下脚时会无意转向另一侧，弯腰时可能跌倒，抬头时可能感觉身体往后倾斜。若单侧胸锁乳突肌长时间收缩，会使头部侧屈，机体平衡发生障碍，导致头晕。本肌异常收缩会对眼部、耳部造成影响。眼部不适主要表现为眼睑下垂、眼部肌肉抽搐、视力模糊、对光线的感知下降、阅读时视物跳跃等。耳部不适表现为耳部疼痛、听力下降，外耳道偶尔有痒感。

除此之外，胸锁乳突肌的短缩可能会造成肩胛提肌的被动拉长，从而导致肩胛提肌止点周围的疼痛。

2. 前斜角肌

【肌肉功能】使颈侧屈、侧旋、前屈，上提第1、第2肋。

【肌肉起止点】起点：第3～6颈椎横突前结节；止点：第1肋骨内侧缘和斜角肌结节。

【触诊要点】肌肉整体印象见图2–31。触诊时，应定位第3～6颈椎横突前结节，第3～6颈椎的水平节段性定位见表2–2。由于前斜角肌的一部分位于胸锁乳突肌侧边的深面，医者可嘱患者稍微向对侧转动头部，以便更好地将肌肉暴露。医者轻轻触诊胸锁乳突肌的外侧缘并转动前斜角肌的肌腹。

【支配神经】第5～6颈神经前支。

【本肌说明】斜角肌包括前斜角肌、中斜角肌和

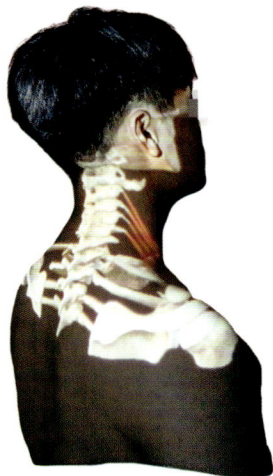

图 2–31　前斜角肌

后斜角肌。前斜角肌、中斜角肌与第1肋之间形成一呈三角形的斜角肌间隙，内有锁骨下动脉和臂丛穿过。当斜角肌过紧、肥大（如过度使用斜角肌或膈肌受到抑制、斜角肌代偿吸气等），会压迫锁骨下动脉和臂丛神经，出现胸廓出口综合征。斜角肌的共同作用是使颈侧屈并稳定头颈部。当头颈部保持不动时，斜角肌能在深吸气时上提第1、第2肋，可增加胸腔的体积，促使更多的气体进入肺内。

3. 中斜角肌

【肌肉功能】使颈侧屈、侧旋、前屈，上提第1、第2肋。

【肌肉起止点】起点：第2～7颈椎横突后结节；止点：第1肋骨上缘外面。

【触诊要点】肌肉整体印象见图2–32。医者在触摸到前斜角肌的基础上继续向下触诊其锁骨覆盖的部分，向外侧移动，探查中斜角肌，并感受与其相似的肌腹。

【支配神经】第5～6颈神经前支。

【本肌说明】见前斜角肌。

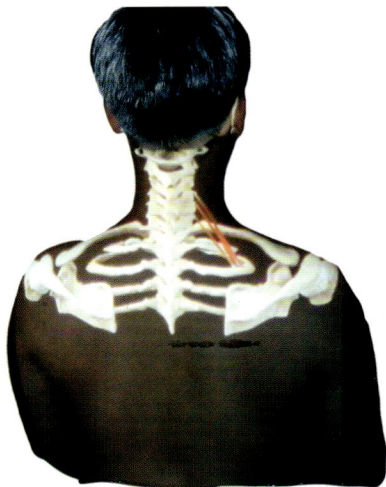

图 2–32　中斜角肌

4. 后斜角肌

【肌肉功能】使颈侧屈、侧旋、前屈，上提第1、第2肋。

【肌肉起止点】起点：第5～7颈椎横突后结节；止点：第2肋骨侧面。

【触诊要点】肌肉整体印象见图2-33。后斜角肌在中斜角肌和肩胛提肌之间，医者找到中斜角肌和肩胛提肌后，将手指放在它们的肌腹之间并往下轻压，从颈椎横突向第2肋缓慢滑行并弹拨薄的肌肉组织。

【支配神经】第5～6颈神经前支。

【本肌说明】见前斜角肌。

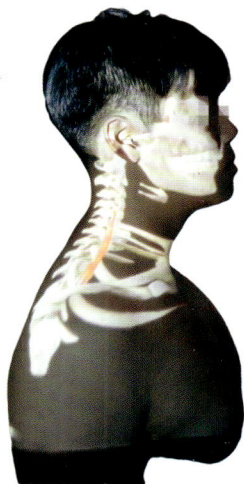

图2-33 后斜角肌

5. 斜方肌

【肌肉功能】上斜方肌：双侧同时收缩可以伸展头部和颈部；单侧收缩使肩胛骨肋骨关节处上抬、后缩及上转肩胛骨，使头部及颈部向对侧转动。中斜方肌：内收及稳定肩胛骨。下斜方肌：下降及上旋肩胛骨。

【肌肉起止点】起点：枕外隆凸、项韧带、第7颈椎棘突及全部胸椎棘突；止点：上部纤维止于锁骨外侧端，中部纤维止于肩峰和肩胛冈上缘，下部纤维上于肩胛冈下缘内侧。

【触诊要点】肌肉整体印象见图2-34。触诊时，医者应沿着3个不同肌纤维方向对肌腹进行触诊：上部纤维向枕骨方向触诊，中部纤维向上部胸椎水平方向触诊，下部纤维向下部胸椎方向触诊，可嘱患者做抵抗肩胛骨后伸动作，以确认正确的触诊位置。

【支配神经】第5～6颈神经前支。

【本肌说明】本肌有3个不同方向的纤维，分别是上部纤维、中部纤维和下部纤维。上部纤维向上行走，与肩胛提肌和菱形肌协同作用，可完成耸肩，头颈的伸展、侧屈及向对侧旋转的动作。中部纤维水平走行，与菱形肌协同后拉肩胛骨，使肩胛骨靠近脊柱正中。下部纤维向下走行，能下降肩胛骨。上部纤维

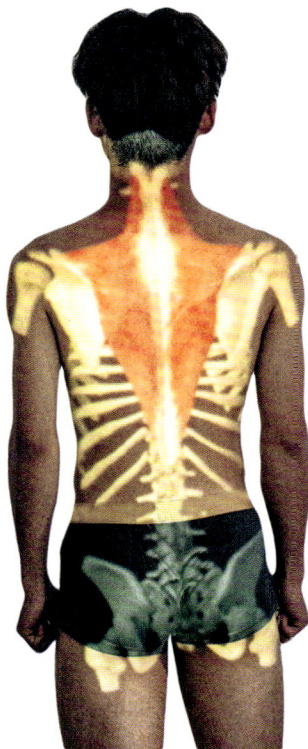

图2-34 斜方肌

和下部纤维协同作用也可使肩胛骨上回旋。上斜方肌上的扳机点容易产生一种典型的硬颈症状，使头部向对侧的侧弯及同侧的转动受限，肩带上抬的姿势、头部向对侧转动到底时会导致张力性头痛。中斜方肌的扳机点容易导致中斜方肌的抑制及无力症状，造成慢性的肩膀前引姿势（圆肩）。下斜方肌的扳机点容易导致灼热痛，其被抑制及无力会造成肩膀的上抬。由于胸椎关节生理固定的特征，下部纤维常未被充分利用，很薄弱，肩胛骨上提时，下部纤维被牵拉，从而发生损伤。同时，下部肌纤维和胸小肌为拮抗肌，当胸小肌短缩时，可牵拉或损伤下部纤维。上部纤维随着颈椎活动特征而常被过度使用，出现紧张，导致高肩。

6. 肩胛提肌

【肌肉功能】使肩胛肋骨关节处上抬及往下转动肩胛骨，在脊椎关节处使颈部伸展、侧弯及转到同侧。

【肌肉起止点】起点：第 1～4 颈椎横突后结节；止点：肩胛骨上角和相邻肩胛骨内侧缘。

【触诊要点】肌肉整体印象见图 2-35。患者取俯卧位，并将触诊侧手臂置于腰背部。医者嘱患者轻轻上提肩胛骨，即可感受肩胛提肌的收缩。可以让患者多重复几次该动作。医者触诊此块肌肉时应与后斜角肌进行区分，找到后斜角肌并让患者缓慢抬起肩胛骨，由于后斜角肌不能完成这一动作，故它本身的肌纤维

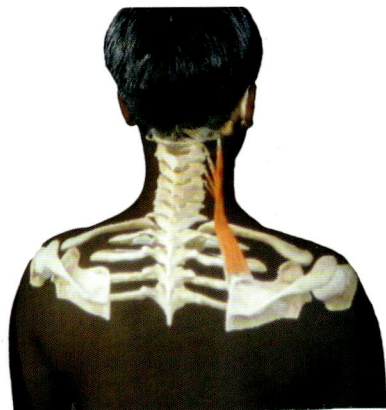

图 2-35　肩胛提肌

不会发生收缩。但是，如果医者让患者轻轻吸气，医者将感受到后斜角肌的收缩。亦可通过位于肩胛骨上角和肩胛骨内侧缘上部的斜方肌触摸肩胛提肌。医者将手指放置在患者肩胛骨上角，然后按摩肩胛提肌肌腹，肌纤维很可能会有"绳样"的质感，沿着肌纤维向上触摸，延伸至颈外侧到颈椎横突。

【支配神经】第 5～6 颈神经前支。

【本肌说明】本肌易有急慢性损伤，急性损伤如剧烈网球运动，慢性损伤如长时间前倾位伏案工作或头部前倾位长时间阅读。本肌损伤可引发落枕、肩胛骨上角和内侧缘疼痛，以及高低肩、颈部斜倾、颈部转动到对侧受限等。本肌紧张亦可卡压肩胛臂神经。

7. 头夹肌

【肌肉功能】单侧收缩使头颈部做同侧旋、同侧屈动作，两侧同时收缩使头颈部后伸。

【肌肉起止点】起点：项韧带下部、第 7 颈椎至第 4 胸椎棘突和棘上韧带；止点：第

4 胸椎棘突、乳突及枕骨上项线外侧 1/3。

【触诊要点】肌肉整体印象见图 2-36。触诊时采用动态触诊法，医者先确定第 2 颈椎棘突外侧约两横指处走行的斜方肌上部外侧缘，在斜方肌上束外侧缘更外侧触诊到的膨隆的肌纤维，即为头夹肌外侧缘，然后向上项线位置按压，进而确认头夹肌。头夹肌外侧缘侧"头部"附着在乳突上，与从前面附着在乳突上的胸锁乳突肌形成肌肉连接部。

【支配神经】第 2～5 颈神经后支。

【本肌说明】受寒或突然过大的伸展动作会导致

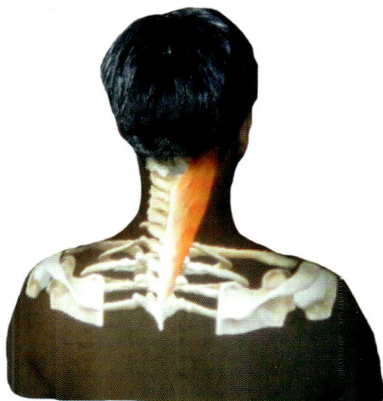

图 2-36　头夹肌

本肌损伤。本肌损伤容易限制头颈部的屈曲，限制头颈部做转动到同侧、对侧的动作。头夹肌与胸锁乳突肌是一组拮抗肌，这两块肌形成一个倒置的"V"字形，当两侧力量平衡时，可使头部稳定于肩胛带中央。头夹肌是头颈部后伸、侧屈和旋转的原动肌，是颈夹肌的协同肌，但它比颈夹肌的附着点更靠近上外方，因此，在头颈部做侧屈和旋转动作时，其比颈夹肌起到的杠杆作用要更好。

8. 颈夹肌

【肌肉功能】功能与头夹肌相似，因此统称夹肌。

【肌肉起止点】起点：第 3～6 胸椎棘突；止点：第 1～3 颈椎横突。

【触诊要点】肌肉整体印象见图 2-37。患者采用坐位或者仰卧位。医者双手手心朝上置于项部下面，用手指尖扪及第 3～6 胸椎棘突，手指向外侧滑动至椎弓沟，然后在同侧沿着斜行的肌纤维向颈椎横突扪循，嘱患者轻轻抬头、转头，做抵抗动作，以便确定该肌的正确位置。

【支配神经】第 2～5 颈神经后支。

【本肌说明】双侧颈夹肌收缩可以使颈部伸展，单侧颈夹肌收缩可以使颈部向同侧旋转和侧屈。颈夹肌的扳机点容易产生头痛和眼痛，还会导致视物模糊。颈夹肌扳机点容易被误诊为颈椎关节功能紊乱、偏头痛和痉挛性斜颈。颈夹肌扳机点牵涉痛模式必须与斜方肌、胸锁乳突肌、枕下肌等肌肉扳机点的牵涉痛模式相鉴别。

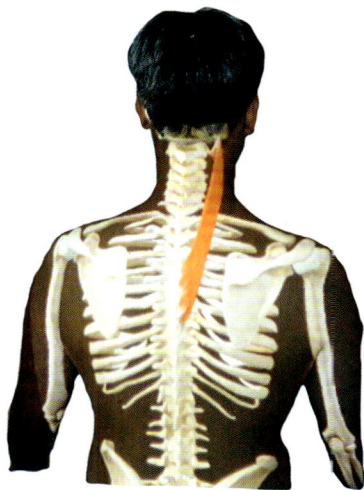

图 2-37　颈夹肌

（三）颈项部神经、血管及其他组织

1. 神经

（1）舌咽神经：体表投影为乳突尖与下颌骨后缘连线中点。

（2）迷走神经：体表投影为乳突与下颌角连线中点与胸锁关节后缘的连线。

（3）副神经：体表投影为胸锁乳突肌后缘上、中 1/3 交点至斜方肌前缘中、下 1/3 交点的连线。

（4）枕下神经：第 1 颈神经的后支称为枕下神经。体表投影为枢椎棘突与颞骨乳突连线外 1/3 段的中点。

（5）舌下神经：由舌下神经核发出，自延髓的橄榄前沟出脑，经舌下神经管出颅，下行于颈内动、静脉之间，弓形向前达舌骨舌肌的浅面，在舌神经和下颌下腺管的下方穿颏舌肌入舌，支配全部舌内肌和舌外肌。舌下神经只受对侧皮质脑干束支配。

（6）颈部交感神经：颈部交感神经位于颈椎前外方和颈动脉鞘后方，通常有 3～4 个交感神经节，分别是颈上神经节、颈中神经节和颈下神经节。颈交感神经的分布：一是经灰交通支连于 8 对颈神经，并随颈神经分支分布至头颈和上肢的血管、汗腺、立毛肌等；二是分支直接至邻近的动脉，形成颈内动脉丛、颈外动脉丛、锁骨下动脉丛和椎动脉丛等，伴随动脉的分支至头颈部的腺体，如泪腺、唾液腺、口腔和鼻腔黏膜内腺体、甲状腺等，还有立毛肌、血管、瞳孔开大肌；三是发出的咽支直接进入咽壁，与迷走神经、舌咽神经的咽支共同组成咽丛；四是颈交感神经节分别发出心上神经、心中神经和心下神经，下行进入胸腔，加入心丛。

①颈上神经节：为颈神经节中最大的一个。其位置相当于第 1～2 颈椎水平，前面覆盖椎前筋膜和颈内动、静脉，迷走神经及副神经。颈上神经节节后纤维发出多个小分支，分别是颈内动脉神经、颈内静脉神经、颈外动脉神经、心上神经及咽喉支，还支配上颈部韧带和骨等。

②颈中神经节：较细小，偶尔缺失。颈中神经节位置相当于第 6 颈椎水平，发出分支至第 4～6 颈神经灰交通支、颈总动脉丛、甲状腺下丛及心上神经等。

③颈下神经节：位于第 7 颈椎横突和第 1 肋骨头之间，发出分支至第 6～8 颈神经灰交通支、椎动脉丛、锁骨下丛和心下神经，支配同侧颈段、颅内段的椎动脉，并与颈上神经共同支配基底动脉。

④星状神经节：是颈下神经节与第 1 胸神经节组成的较大神经节，其节后纤维形成与椎动脉伴行的椎神经，再进入第 4～7 颈神经。

（7）颈神经后支：颈神经干很短，出椎间孔后立即分为前、后两支，每支都为混合性。除第1、第2颈神经的后支较粗大外，其余颈神经的后支均较前支细小。颈神经的后支又可分为内侧支与外侧支（第1颈神经除外）。所有颈神经的后支均支配肌肉，只有第2、第3、第4或第5颈神经后支的内侧支支配皮肤。

①第1颈神经的后支：称枕下神经，较前支大，于寰椎后弓的椎动脉沟内、椎动脉的下侧，自干分出，向后行，进入枕下三角，于此处分支分布于枕三角周围诸肌（头上斜肌、头后大直肌、头下斜肌），并发1支横越头后大直肌的后侧，至头后小直肌；还有分支至覆盖着枕下三角的头半棘肌。此外，有分支穿过头下斜肌，或经该肌表面，与第2颈神经后支的内侧支（枕大神经）相连接。枕下神经一般属于运动神经，但有时亦发出反支支配项上部的皮肤，或与枕动脉伴行，分布于颅后下部的皮肤。

②第2颈神经的后支：为所有颈神经后支中最大者，也比其前支粗大，于寰椎后弓与枢椎椎弓板之间、头下斜肌的下侧穿出，发一细支至头下斜肌，并与第1颈神经后支交通，然后分为较小的外侧支及较大的内侧支。外侧支支配头长肌、夹肌、头半棘肌，并与第3颈神经相应的分支连接。内侧支为枕大神经，斜向上升，经头下斜肌和头半棘肌之间，在头半棘肌附着于枕骨处，穿过该肌，更穿过斜方肌腱及颈部的深（固有）筋膜，在上项线下侧，分为数支感觉性终末支，与枕动脉伴行，分布于上项线以上，可达颅顶的皮肤。枕大神经亦可分出1～2个运动小支至头半棘肌，有时发1支至耳郭后面上部的皮肤。当枕大神经绕过头下斜肌时，此支与第1颈神经及第3颈神经后支的内侧支连接，故在头半棘肌下侧，形成颈后神经丛。枕大神经的体表投影约位于枕外隆凸至乳突尖连线的中、上1/3交点处，也可以说位于枕外隆凸下方2.5cm，旁开2.5cm。

③第3颈神经的后支：比其前支小，绕第3颈椎的关节突向后行，经横突间肌内侧，然后分为内侧支及外侧支。外侧支为肌支，并与第2颈神经的外侧支相连接。内侧支经过头半棘肌与颈半棘肌之间，再穿夹肌及斜方肌，终末支分布于皮肤。当其在斜方肌深侧时，发1支穿过斜方肌，终于颅后下部近正中线处枕外隆凸附近的皮肤。

④第4～8颈神经的后支：绕过各相应的椎间关节后，分为内侧支及外侧支。外侧支均为肌支，支配颈髂肋肌、颈最长肌、头最长肌及头夹肌。第4、第5颈神经内侧支，经颈半棘肌与头半棘肌之间，达椎骨的棘突，穿夹肌及斜方肌，终于皮肤（有的是第5颈神经的内侧支的末梢支达皮肤）。第6、第7、第8颈神经的内侧支细小，分布于颈半棘肌、头半棘肌、多裂肌及棘间肌。

（8）颈神经前支：形成颈丛神经，颈丛由浅支、深支、交通支构成。

（9）臂丛：由第5～8颈神经的前支、第1胸神经前支的大部分组成，偶尔也有第

4 颈神经和第 2 胸神经分支参加。臂丛的 5 个神经根，从椎间孔穿出后，经过由颈椎横突前、后结节形成的沟槽，行经椎动脉后侧及前、后横突间肌之间，向外侧行，再于前、中斜角肌间的斜角肌间隙穿出。

颈丛构成及分布、支配区域见图 2-38，臂丛构成及分布、支配区域见图 2-39。

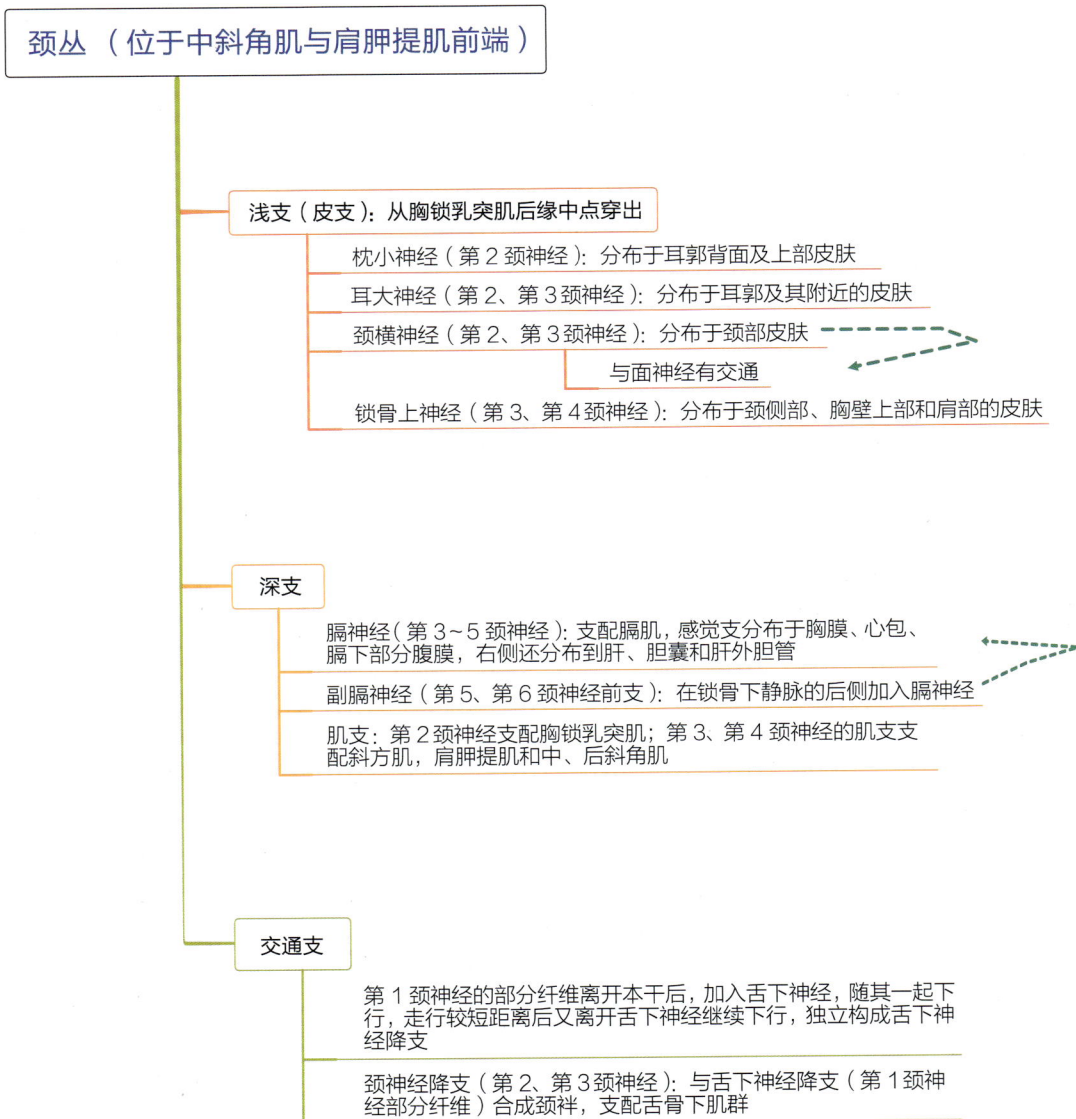

颈丛（位于中斜角肌与肩胛提肌前端）

浅支（皮支）：从胸锁乳突肌后缘中点穿出
- 枕小神经（第 2 颈神经）：分布于耳郭背面及上部皮肤
- 耳大神经（第 2、第 3 颈神经）：分布于耳郭及其附近的皮肤
- 颈横神经（第 2、第 3 颈神经）：分布于颈部皮肤
  - 与面神经有交通
- 锁骨上神经（第 3、第 4 颈神经）：分布于颈侧部、胸壁上部和肩部的皮肤

深支
- 膈神经（第 3~5 颈神经）：支配膈肌，感觉支分布于胸膜、心包、膈下部分腹膜，右侧还分布到肝、胆囊和肝外胆管
- 副膈神经（第 5、第 6 颈神经前支）：在锁骨下静脉的后侧加入膈神经
- 肌支：第 2 颈神经支配胸锁乳突肌；第 3、第 4 颈神经的肌支支配斜方肌，肩胛提肌和中、后斜角肌

交通支
- 第 1 颈神经的部分纤维离开本干后，加入舌下神经，随其一起下行，走行较短距离后又离开舌下神经继续下行，独立构成舌下神经降支
- 颈神经降支（第 2、第 3 颈神经）：与舌下神经降支（第 1 颈神经部分纤维）合成颈袢，支配舌骨下肌群

图 2-38 颈丛

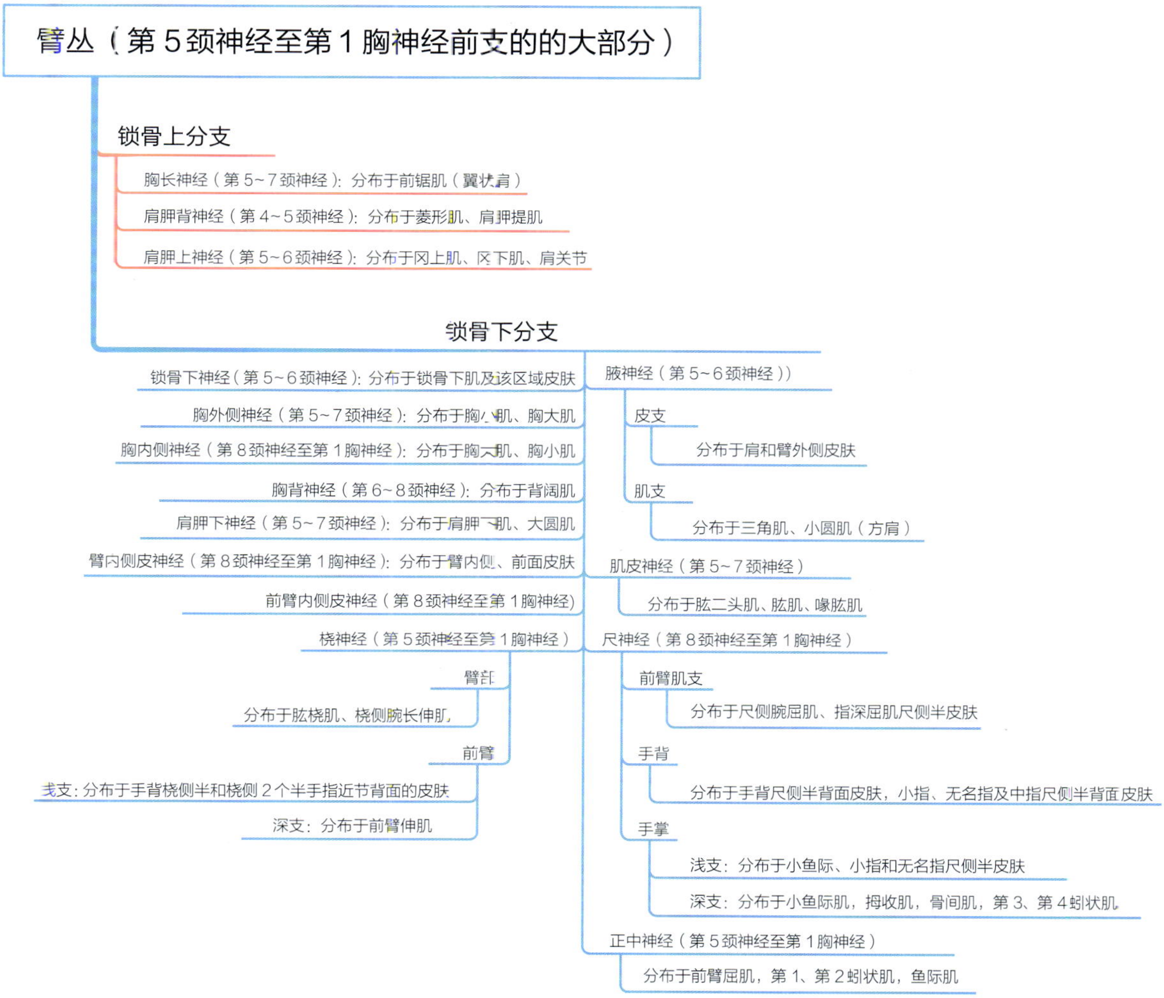

臂丛（第5颈神经至第1胸神经前支的的大部分）

锁骨上分支

胸长神经（第5~7颈神经）：分布于前锯肌（翼状肩）

肩胛背神经（第4~5颈神经）：分布于菱形肌、肩胛提肌

肩胛上神经（第5~6颈神经）：分布于冈上肌、冈下肌、肩关节

锁骨下分支

锁骨下神经（第5~6颈神经）：分布于锁骨下肌及该区域皮肤

胸外侧神经（第5~7颈神经）：分布于胸小肌、胸大肌

胸内侧神经（第8颈神经至第1胸神经）：分布于胸大肌、胸小肌

胸背神经（第6~8颈神经）：分布于背阔肌

肩胛下神经（第5~7颈神经）：分布于肩胛下肌、大圆肌

臂内侧皮神经（第8颈神经至第1胸神经）：分布于臂内侧、前面皮肤

前臂内侧皮神经（第8颈神经至第1胸神经）

桡神经（第5颈神经至第1胸神经）

臂部

分布于肱桡肌、桡侧腕长伸肌

前臂

浅支：分布于手背桡侧半和桡侧2个半手指近节背面的皮肤

深支：分布于前臂伸肌

腋神经（第5~6颈神经）

皮支

分布于肩和臂外侧皮肤

肌支

分布于三角肌、小圆肌（方肩）

肌皮神经（第5~7颈神经）

分布于肱二头肌、肱肌、喙肱肌

尺神经（第8颈神经至第1胸神经）

前臂肌支

分布于尺侧腕屈肌、指深屈肌尺侧半皮肤

手背

分布于手背尺侧半背面皮肤，小指、无名指及中指尺侧半背直皮肤

手掌

浅支：分布于小鱼际、小指和无名指尺侧半皮肤

深支：分布于小鱼际肌、拇收肌、骨间肌、第3、第4蚓状肌

正中神经（第5颈神经至第1胸神经）

分布于前臂屈肌，第1、第2蚓状肌，鱼际肌

图 2-39　臂丛

2. 血管

（1）颈外静脉：体表投影为下颌角至锁骨中点的连线。

（2）颈总动脉：自胸锁关节至乳突与下颌角之间中点作一连线，该线以甲状软骨上缘为界，以下为颈总动脉的体表投影。

（3）锁骨下动脉：体表投影为从胸锁关节至锁骨中点的凸向上方的曲线，其最高点距锁骨上缘约1.2cm。

3. 其他组织

略。

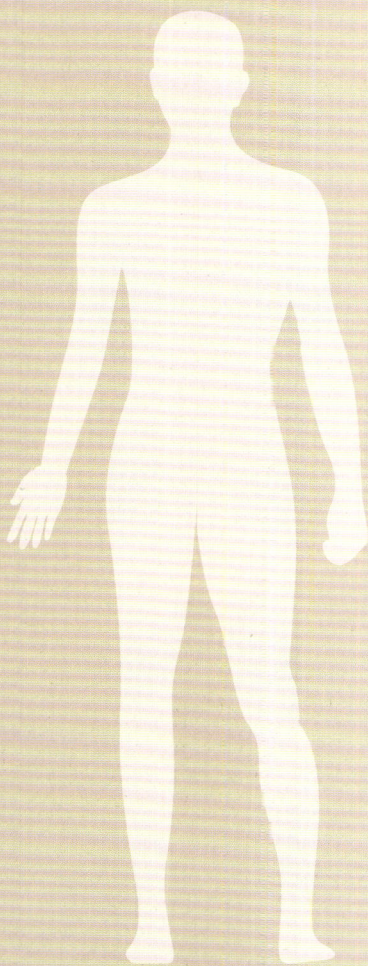

针灸推拿及解剖触诊技术

第三部分
躯干部常用体表标志及触诊解剖定位

一、胸腹部

胸部位于颈部与腹部之间，两侧移行于上肢。胸廓是胸部的支架，由胸骨、12 对肋、胸椎及连结组织构成，其外面被以皮肤和肌肉，内面衬以胸膜，构成胸壁。胸壁和膈围成的腔隙称为胸腔。腹部位于骨盆和胸部之间。在解剖学上，腹部是从胸底的横膈膜直到骨盆的真假骨盆界线。

（一）胸腹部常用体表标志

1. 胸骨上窝

胸骨上窝位于胸骨切迹上方凹陷处（图 3-1）。

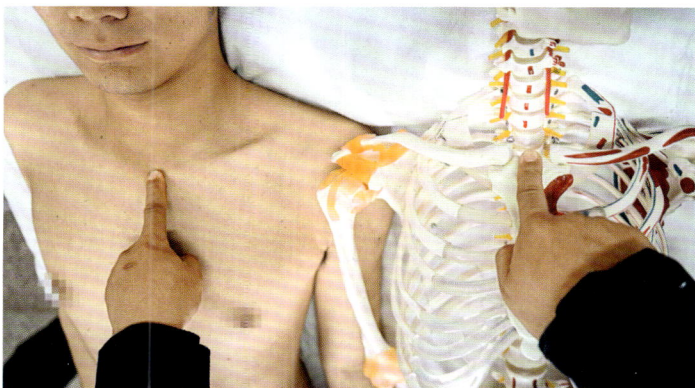

图 3-1　胸骨上窝

2. 胸骨角

胸骨角是胸骨柄与胸骨体交界处的向前的隆起，平对第 2 肋（图 3-2）。胸骨角可用于定位剑胸结合。剑胸结合是腧穴定位骨度分寸法中的常用标志。在解剖学中，剑胸结合平对第 5 肋间隙，如用乳头平胸第 4 肋间隙进行定位，往往会出现一定误差，通过胸骨角平第 2 肋往下找出第 5 肋再进行剑胸结合定位，更为准确。

3. 锁骨

锁骨全长在皮下均可触及（图 3-3）。锁骨中线为腧穴定位骨度分寸法中的重要标志。触诊时，医者先触摸出锁骨头两端，再定位锁骨中线，可以保证定位的准确性。

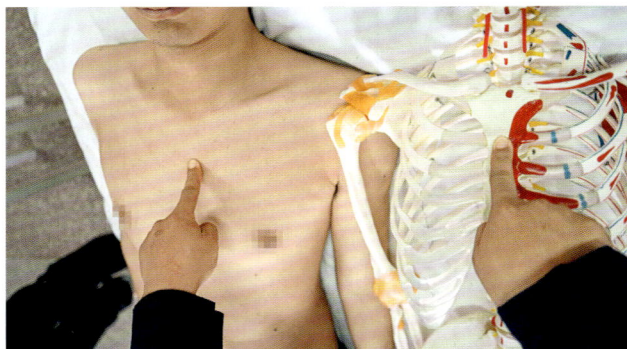

图 3–2　胸骨角

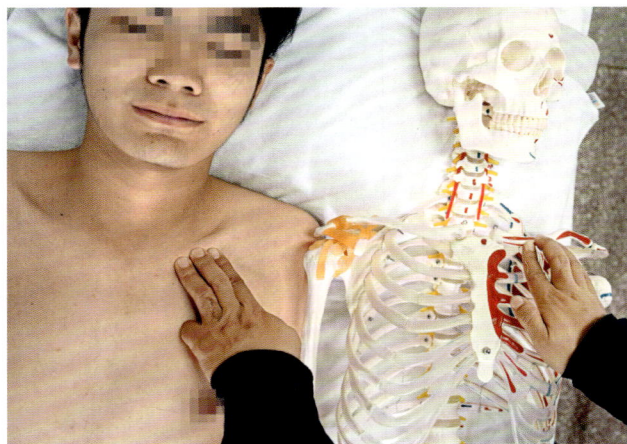

图 3–3　锁骨

4. 剑突

　　剑突为胸骨体下方的骨突（图 3–4），与胸骨体结合的侧方连接第 7 肋软骨。剑突末端与肚脐连线中点横平第 1 腰椎。

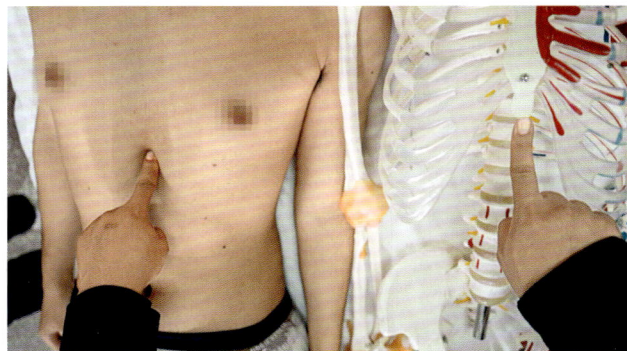

图 3–4　剑突

5. 肋弓

肋弓构成了胸廓下口的前缘部分（图3-5）。肋弓的最低点横平第3腰椎，可以用来定位腹部器官，如胆囊和胃。

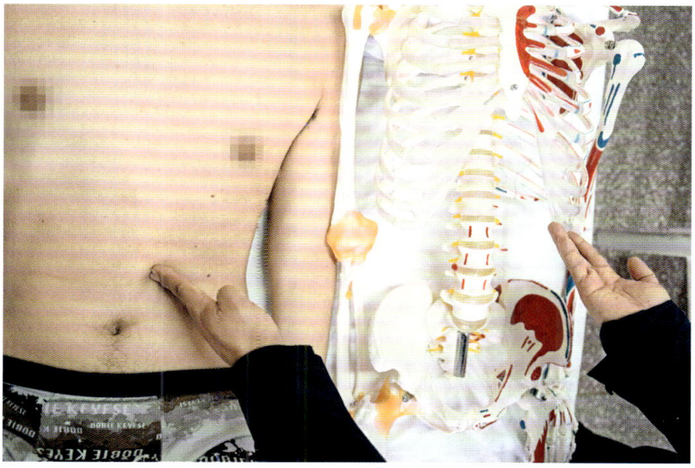

图3-5　肋弓

6. 喙突

喙突是肩关节前方的骨性凸起，在体表与肩关节肱骨大结节嵴、肩膀尖端肩峰两点的前方构成等边三角形。肱二头肌短头腱等肌腱附着在喙突上方，与肩胛盂等围成肩关节，平对第1胸椎（图3-6）。

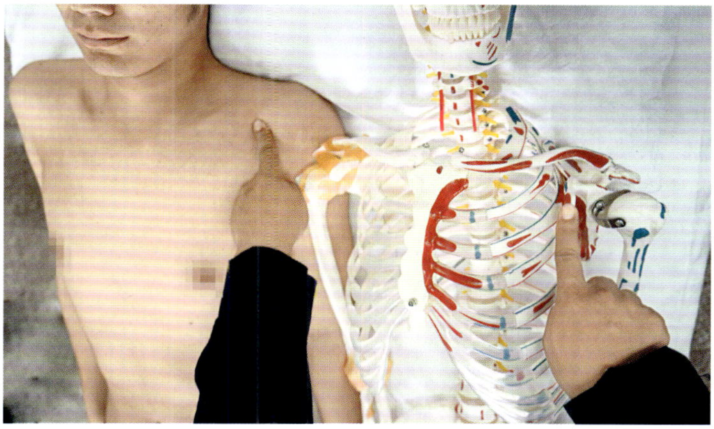

图3-6　喙突

7. 脐中

脐中即脐窝的中央（图3-7），后方相当于第3、第4腰椎间。神阙穴位于此处。

图 3-7　脐中

8. 耻骨联合上缘

耻骨联合上缘是两块耻骨在骨盆前正中线的连接处所形成的纤维软骨边缘（图 3-8）。

图 3-8　耻骨联合上缘

9. 髂前上棘

髂嵴的前端为髂前上棘（图 3-9）。髂前上棘为缝匠肌附着的部位。

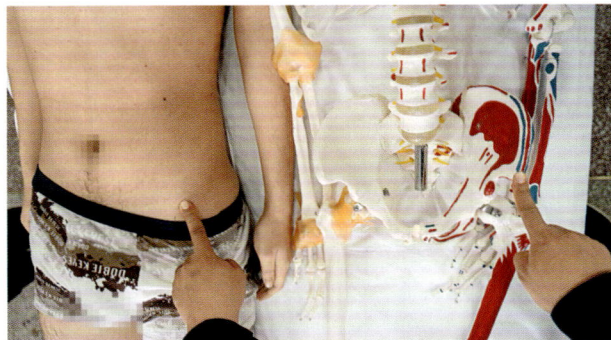

图 3-9　髂前上棘

10. 髂前下棘

髂前下棘位于髂前上棘下方一拇指横指处（图 3–10）。髂前下棘在骨盆双侧髂骨翼的前下缘深部，其上方为髂前上棘，下方是髋臼。附着于髂前下棘的肌肉是股直肌。

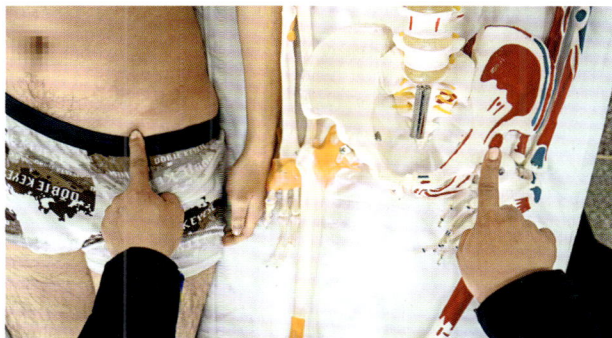

图 3–10 髂前下棘

（二）胸腹部触诊

1. 胸大肌

【肌肉功能】使上臂前屈、内收、内旋。

【肌肉起止点】起点：锁骨内侧半、胸骨、第 1～6 肋软骨；止点：肱骨大结节嵴。

【触诊要点】肌肉整体印象见图 3–11。触诊时，医者先定位喙突（喙突平第 1 肋）；再确定胸骨角（胸骨角平第 2 肋），由此依次确定第 3～6 肋；最后定位肱骨大结节嵴下三横指处。医者可采用动态触诊法触诊，嘱患者上臂外展 90°，肘关节屈曲 90°，前臂向上。医者在患者的臂中部施加一个向上的作用力，并要求患者为收臂部。医者用两指触摸锁骨侧下方，寻找分隔胸大肌的锁骨部肌束和胸骨 - 肋软骨部肌束的一条沟，以确定胸大肌的锁骨部肌束。胸大肌的锁骨部肌束附着于锁骨前缘的内侧 2/3。沟的下方为胸大肌的胸骨 - 肋软骨部肌束。

【支配神经】胸内侧神经和胸外侧神经。

【本肌说明】若患者长期采用圆肩伏案姿势，在身体前方重复抬举物品，长时间使用拐杖或腋下

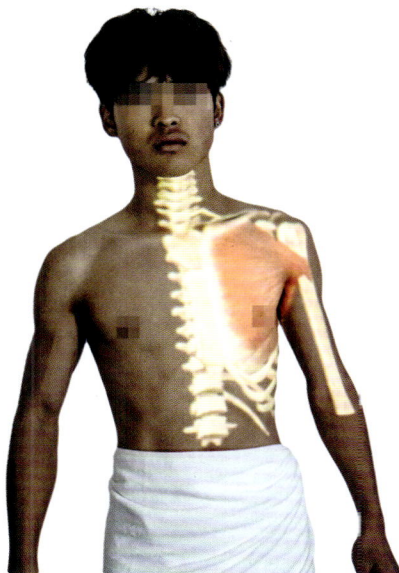

图 3–11 胸大肌

拐，则导致本肌损伤。本肌损伤时，肩关节处的手臂外展、水平伸展会受限，肩关节上举超过 120° 或肩胛骨肋骨关节处的肩胛骨后缩动作会受限。有时因肌肉过度紧张，会导致入睡困难（因疼痛）或胸痛。因胸大肌纤维呈不同方向走行，故在参与身体前部运动如推、伸和投掷等运动时，胸大肌上部纤维或锁骨部纤维能屈曲肩关节，中部纤维或胸骨部纤维能内收肩关节，下部纤维或肋部纤维能使肩关节从屈曲或过头位至伸展位。胸大肌的肱骨大结节嵴附着处与背阔肌、大圆肌的走行附着肌束呈交叉状，背阔肌和大圆肌斜向上，胸大肌锁骨部斜向下，它们互相拮抗。胸大肌在其肱骨附着处呈现明显"扭转"，帮助肩关节完成多方向运动。

2. 胸小肌

【肌肉功能】拉肩胛骨向前下方；当肩胛骨固定时，可上提肋以助吸气。

【肌肉起止点】起点：第 3 ～ 5 肋；止点：肩胛骨喙突。

【触诊要点】肌肉整体印象见图 3–12。触诊时，医者先定位喙突的位置，再定位胸骨角，通过肋间隙依次确定第 3、第 4、第 5 肋。医者将手指放在患者喙突基底的下缘，喙突外侧有肱二头肌短头和喙肱肌附着，故触诊重点是手指一定要摸到喙突基底。医者嘱患者反复做手背离开背部的运动（抬离运动），从而诱发肩胛骨前倾，胸小肌会随着抬离运动而收缩，此时医者可向第 5 肋的方向触诊

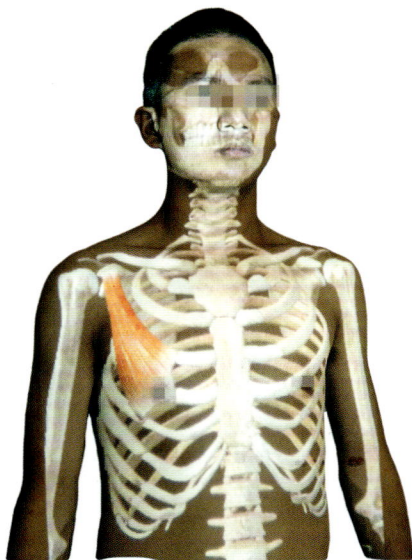

图 3–12　胸小肌

胸小肌外侧缘，再以同样的手法向第 2 肋的方向触诊胸小肌的外侧缘。触诊的技巧在于不要让肌肉一直持续收缩，每运动完 1 次后，要让肌肉完全地放松，然后再进行下一次的抬离运动，如此便容易找到胸小肌的位置。

【支配神经】胸内侧神经、胸外侧神经。

【本肌说明】胸小肌的关联痛区域几乎与胸大肌锁骨区的区域一样，痛觉有时可累及整个乳房区域和内侧臂、内侧肘、手的尺侧（小指侧）、中指、无名指、小指。当本肌肉损伤时，手伸向前并抬到与肩同高时会有障碍，拉紧的胸小肌会进一步挤压臂丛，引起前臂、手掌或手指的麻木，可能被误诊为腕管综合征或周围神经病变。

3. 锁骨下肌

【肌肉功能】固定锁骨。

【肌肉起止点】起点：第 1 肋；上点：锁骨下肌沟内。

【触诊要点】肌肉整体印象见图 3-13。医者在锁骨两端之间扪及锁骨下缘，向下滑动拇指至锁骨深部，嘱患者拮抗肩胛骨下降，以确认正确的触诊位置。

【支配神经】锁骨下神经。

【本肌说明】本肌的主要功能是固定锁骨或抬高第 1 肋，协助吸气。本肌还可辅助伸展肩胛骨，将肩部向下、向前拉，牵拉锁骨向内下方，以固定胸锁关节。本肌位于锁骨与上肢的大血管、神经干之间，有缓冲和保护这些结

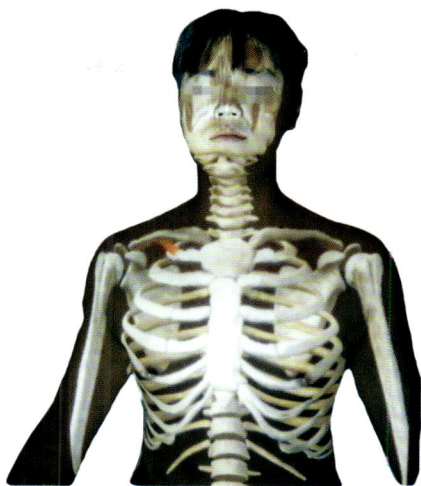

图 3-13　锁骨下肌

构的作用。本肌的紧张、损伤会卡压臂丛，导致沿锁骨外侧、肩和上臂前面的上方，以及前臂桡侧至拇指和前两个手指的胀痛、麻木感。当锁骨下肌缩短时，其会在锁骨上保持紧张状态，挤压紧靠第 1 肋的锁骨下静脉和动脉，从而限制手部和臂部的血液循环。

4. 前锯肌

【肌肉功能】拉肩胛骨向前。

【肌肉起止点】起点：第 1 ～ 8 或 9 肋；止点：肩胛骨前面内侧缘和下角。

【触诊要点】肌肉整体印象见图 3-14。触诊时，患者取站位或坐位，医者嘱其重复做短促的吸气动作，此时可以看到附着于肋骨的指状肌性凸起出现在后方的背阔肌和前方的胸大肌之间。此指状凸起为附着于肋骨上的前锯肌。

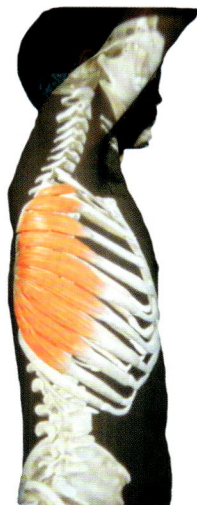

图 3-14　前锯肌

【支配神经】胸长神经。

【本肌说明】本肌参与肩肱节律性运动。当运动锻炼伴呼吸困难时，机体会调动前锯肌收缩的力量。本肌的紧张可以影响到胸长神经，从而引起翼状肩胛。

5. 膈肌

【肌肉功能】肌肉收缩时助吸气，舒张时助呼气；增加腹压。

【肌肉起止点】起点：剑突后面、下6对肋内面、第2～3腰椎体前面；止点：中心腱。

【触诊要点】患者取仰卧位，用薄枕将膝关节垫起。医者定位肋骨下缘，向侧方触诊剑突，将拇指放在腹部的肋骨下方，让患者做深呼吸。当患者呼气时，医者在肋骨边缘下轻轻按压并向内弯曲拇指，可以感受到膈肌的收缩。由于膈肌位置特殊，该肌收缩时会将其他组织挤向医者的拇指，但患者吸气时，医者不能触摸到膈肌。

【支配神经】膈神经（第3～5颈神经前支）。

【本肌说明】慢性咳嗽、剧烈运动等导致的用力呼吸均可引起本肌损伤。本肌损伤时，疼痛位于胸腔前外侧。本肌是机体最主要的呼吸肌（承担60%～80%的呼吸肌功能），在维持腹压中发挥重要作用。本肌位于核心肌群中，能稳定脊柱。膈肌收缩可帮助腹前部肌肉收缩，促进排尿、排便及分娩活动。当人深吸气抱住重物时（固定膈肌），膈肌可帮助腹前部肌肉收缩，提升腹压。此外，由于本肌由第3～5颈神经前支支配，特别是第4颈神经，故斜角肌的损伤也会导致本肌损伤。

6. 肋间肌（肋间外肌、肋间内肌）

【肌肉功能】肋间外肌：提肋助吸气；肋间内肌：降肋助呼气。

【肌肉起止点】起点：肋间外肌为上位肋骨下缘，肋间内肌为下位肋骨上缘；止点：肋间外肌为下位肋骨上缘，肋间内肌为上位肋骨下缘。

【触诊要点】患者取仰卧位，医者从胸廓的胸大肌下缘开始触诊，将手指放在肋间隙用1个指腹分离并触诊两个肋骨之间的组织。医者手指在肋骨表面顺着肋骨弯曲来触诊这些将肋骨连接起来的短而稠密的肋间肌，并嘱患者做一些深而慢的呼吸，注意肋间的任何膨隆和塌陷。正面触诊完毕后，患者取俯卧或侧卧位，医者继续触诊肋间肌。

【支配神经】肋间神经。

【本肌说明】慢性咳嗽、躯干旋转创伤（直接创伤或开胸手术）、肋骨骨折、关节功能障碍、带状疱疹、心脏和肺部疾病均可导致本肌损伤。较严重的肋间肌损伤，会导致肋间局部疼痛，限制躯干向对侧侧屈或向任何一个方向旋转的活动范围，限制手臂上举，患者深呼吸、咳嗽、打喷嚏时因疼痛而感觉困难。肋间外肌、肋间内肌是主要的呼吸肌。肋间外肌位置最浅，深度和纤维方向与腹外斜肌相似，每侧11块，可使躯干向对侧旋转。肋间内肌位于肋间外肌的深面，深度和纤维方向与腹内斜肌类似，纤维方向和肋间外肌垂直，每侧11块，使躯干向同侧旋转。肋间外肌最外侧最发达，在前方胸肋关节外，肋间外肌被一块薄薄的肋间外膜代替。肋间内肌在胸肋关节处最发达，后方成为肋间内膜。

7. 腹直肌

【肌肉功能】两侧同时收缩时，使脊柱屈曲，降肋协助呼气及排便；上固定时，两侧收缩，使骨盆后倾；下固定时，一侧收缩，使脊柱向同侧屈。

【肌肉起止点】起点：耻骨联合与耻骨结节之间；止点：胸骨剑突及第 5～7 肋软骨的前面。

【触诊要点】肌肉整体印象见图 3-15。患者取仰卧位，医者双手掌扪及胸廓前下缘，双手向下滑动至胸骨剑突与耻骨联合之间，在腹白线两侧扪及腹直肌的节段性纤维。触诊时，可采用动态触诊法，医者嘱患者双肩稍抬离床面，以确认正确位置。

【支配神经】第 5～12 胸神经腹支。

【本肌说明】激烈的仰卧起坐、便秘时用力解便、慢性咳嗽、长期用力做腹式呼吸、外伤或手术切口、胃肠道疾病、情绪紧张可引起本肌损伤。本肌损伤时，患者可出现心脏下方疼痛感、弥漫性腹部不适和内脏症状，如胃灼热、消化不良、腹部绞痛。本肌紧张可能会压迫脊神经（易卡压点在前正中线旁开 1～2cm），导致下腹部和盆腔疼痛。腹直肌纤维被水平的腱性组织（腱划）分成几块，一般腹直肌有 6 块，可使躯干分段运动，单侧腹直肌收缩还可辅助侧屈。在行走时，这项功能非常重要。当重力集中在右腿上时，右侧腹直肌连同右侧的竖脊肌可协同稳定躯干，而当重力移至左腿时，左侧腹直肌和左侧竖脊肌兴奋收缩，使躯干稳定。腹肌和躯干伸肌（竖脊肌、腰方肌、臀肌）共同收缩稳定骨盆，骨盆稳定后，施加在躯干上的力量可以通过骶髂关节有效传递至髋关节，最终到达下肢。此外，腹直肌能平衡竖脊肌的力量，当腹直肌力量减弱时，本来前倾的骨盆会向下倾斜，产生骨盆前倾。骨盆的过度前倾使得腰椎前凸增加而导致腰痛。

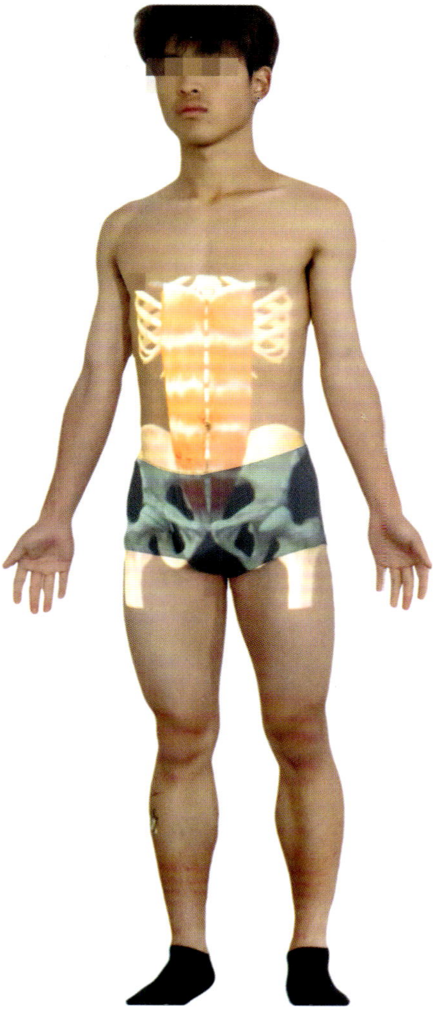

图 3-15　腹直肌

8. 腹内斜肌

【肌肉功能】保护腹腔，维持腹压，辅助呼气，加固腹股沟管；双侧收缩时，使脊柱前屈，腹压增加；一侧收缩时，侧屈躯干及使躯干转向同侧（和对侧肌肉一同作用）。

【肌肉起止点】起点：胸腰筋膜、髂嵴和腹股沟韧带外侧；止点：第 10 ～ 12 肋下缘和白线。其腱膜参与构成腹直肌鞘前、后壁。

【触诊要点】肌肉整体印象见图 3-16。患者取仰卧位，医者用手掌扪及胸廓前外侧下缘，手掌向下滑动至髂嵴与胸廓下缘之间，再从腹白线到髂嵴外侧，扪及后下方走行的腹内斜肌纤维，嘱患者轻微向同侧转动躯干，以确认触诊的正确位置。

【支配神经】胸神经前支（第 7 ～ 12 胸神经），髂腹下神经辅助支配其下部。

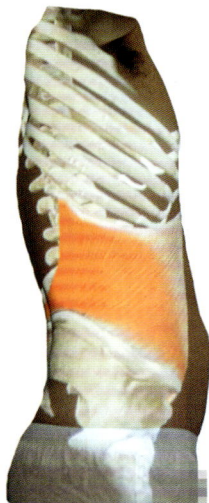

图 3-16　腹内斜肌

【本肌说明】外伤、手术切口、胃肠道疾病等会导致本肌损伤。腹内斜肌位于腹横肌浅层、腹外斜肌的深面及腹直肌外侧，是宽厚有力的原动肌。

9. 腹外斜肌

【肌肉功能】两侧收缩使脊柱前屈，还可以降肋助呼气；上固定时，两侧收缩使骨盆后倾；下固定时，一侧收缩使脊柱向同侧屈和向对侧回旋。

【肌肉起止点】起点：第 5 ～ 12 肋骨外侧面；止点：髂嵴、耻骨结节及白线。其腱膜参与构成腹直肌鞘前壁。

【触诊要点】肌肉整体印象见图 3-17。患者取仰卧位，医者双手掌扪及胸廓前外侧下缘，手掌向下滑动至髂嵴和胸廓下缘之间，扪及胸廓外侧至腹白线的向前下成角的腹外斜肌斜行纤维，嘱患者稍抬同侧肩部，以确认正确的触诊位置。

【支配神经】胸神经前支（第 7 ～ 12 胸神经），髂腹下神经辅助支配其下部。

【本肌说明】外伤、手术切口、胃肠道疾病等会导致本肌损伤。本肌紧张或损伤时，侧腹部、胸部、腹部、骨盆和腹股沟可找到对应的压痛点。本肌位于腹内斜肌

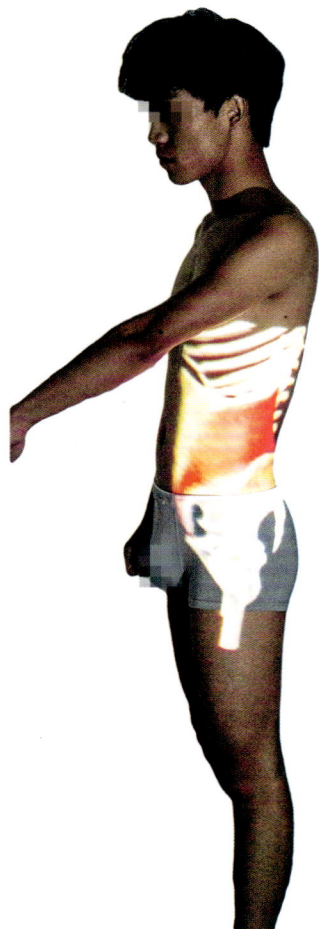

图 3-17　腹外斜肌

浅面、腹直肌外侧。本肌与腹内斜肌、腹横肌在用力呼气时有协同作用，可以保护腹内脏器。左、右侧腹外斜肌和腹内斜肌同时收缩时，可使躯干在腰部屈曲。当人体屈曲和旋转躯干时，这些肌肉支撑在深部横突棘肌上，以维持脊椎椎骨间的排列。当人体做脊柱旋转性动作时，需要腹内斜肌和腹外斜肌协同作用。

10. 腹横肌

【肌肉功能】维持腹部压力和脊柱的稳定性。

【肌肉起止点】起点：第 7 ～ 12 肋内面，胸腰筋膜、髂嵴和腹股沟韧带外侧；止点：白线。其腱膜参与构成腹直肌鞘后壁。

【触诊要点】肌肉整体印象见图 3-18。患者取侧卧位，吸气，缓慢将腹壁靠近脊柱，并保持脊柱和骨盆不动，停止吸气。此时，医者可在髂前上棘内下方 2cm 处感受到腹横肌的紧张。

【支配神经】胸神经前支（第 7 ～ 12 胸神经），髂腹下神经辅助支配其下部。

【本肌说明】过度使用腹横肌、锻炼方式不正确、锻炼后没有及时进行拉伸放松等都有可能导致本肌损伤。腹横肌的紧张会增加腰椎之间的压缩程度，可能会造成背部僵硬。更严重的腹横肌劳损可能会导致脊柱侧凸。

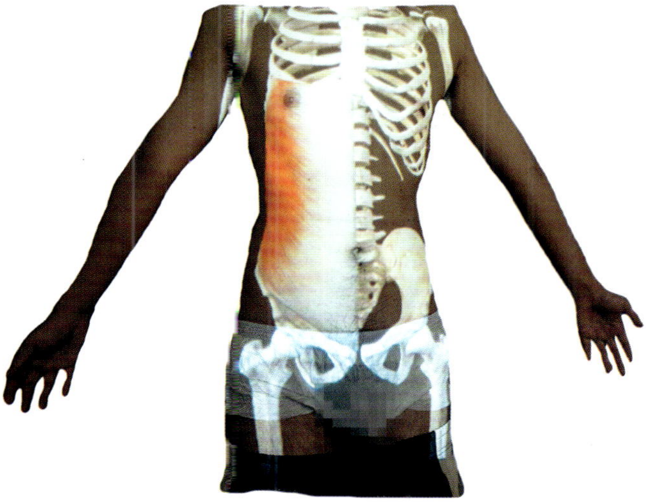

图 3-18　腹横肌

11. 髂腰肌

【肌肉功能】两侧收缩，使脊柱向前屈、骨盆向前倾；近固定时，使髋关节屈曲、外旋；远固定时，一侧收缩，使脊柱向同侧屈。

【肌肉起止点】起点：髂肌为髂窝及髂嵴的内缘，腰大肌为第 12 ～ 15 胸椎横突及椎体外侧；止点：股骨小转子。

【触诊要点】肌肉整体印象见图 3-19。触诊髂肌：在确定髂前上棘后，医者双手发力在髂骨内侧仔细触摸肌性结构。触诊腰大肌：患者取仰卧位，屈曲髋关节和膝关节。医者站在患者侧面，先用指尖定位髂前上棘，然后双手指尖向内上滑动，深处至腰椎侧椎体（注意：腹主动脉位于该区域，为了避免压迫腹主动脉，应从外侧向内侧触诊）。医者将手指轻轻地下沉到腰肌的斜肌纤维上，来回拨动它们以识别管状肌肉，嘱患者轻轻抵抗髋关节屈曲，以确保触诊的位置正确。

【支配神经】腰丛和骨神经，腰大肌为第 1～4 腰神经，髂肌为第 2～4 腰神经。

【本肌说明】做剧烈仰卧起坐、跑步、踢球等运动时，突然地伸直髋关节会引起本肌损伤。本肌损伤时，髋关节伸直受限，疼痛沿腰椎分布，站立时疼痛加剧，平躺时疼痛缓解。腰大肌止点位于股骨小转子，收缩能使髋关节屈曲和旋外，身体直立时，腰大肌可稳定腰椎。在人体直立状态下，腰大肌、腰方肌、竖脊肌维持骨盆前倾位，与臀肌（臀大肌、臀中肌、臀小肌）、腹肌维持骨盆后倾的力量拮抗。髂腰肌长时间紧张、痉挛会将脊柱向前拉，造成腰椎前凸或腰痛。本肌的紧张亦会导致股神经、生殖股神经卡压，出现大腿部、会阴部感觉异常。

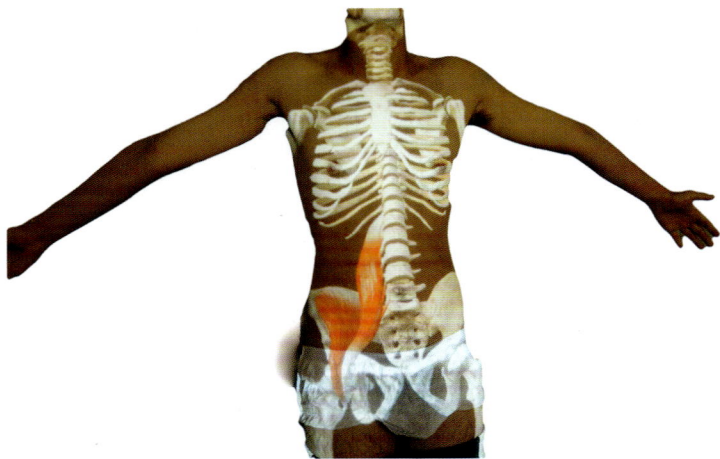

图 3-19　髂腰肌

（三）胸腹部神经、血管及其他组织

1. 神经

（1）躯体神经：胸段神经（第 1～12 胸神经）是脊神经的一部分，分布于对应胸椎的椎间孔。每对胸神经由前根（运动纤维）和后根（感觉纤维）在椎间孔处合并形成，通后分为前支和后支。其中，后支较细，支配背部深层肌肉（如竖脊肌）及相应皮肤区域；前支较粗大，大部分形成肋间神经（第 1～11 胸神经）和肋下神经（第 12 胸神经），走行于肋骨下缘的肋间沟内。

腹部通常由腰骶段神经支配。腰骶段神经由腰神经和骶神经组成，是脊神经的下段部分。腰骶神经根从相应的椎间孔穿出，在椎管内形成马尾神经。骶神经通过骶孔穿出，汇入骶丛，支配盆腔器官及下肢远端。

为进一步明确胸腹部相关疾病的定位诊断与治疗，表 3-1、表 3-2 列出了胸腹部神经节段的功能，以及在体表的分布情况，以供参考。

表 3-1　胸腹部神经节段的功能

神经节段	功能
第 1～6 胸神经	分布于胸壁皮肤、肋间肌及胸膜，其中，第 1 胸神经部分参与构成臂丛（上肢神经丛），支配手部小鱼际肌
第 7～12 胸神经	延伸至腹壁，支配腹肌（如腹直肌、腹横肌）及腹部皮肤
第 1～5 腰神经	支配盆腔及会阴部、下肢的感觉、运动功能，并参与排尿、排便等自主神经调节
第 1～5 骶神经、尾神经	

表 3-2　胸腹部神经节段在体表的分布

神经节段	在体表的分布
第 2 胸神经	胸骨角平面区域
第 4 胸神经	乳头平面区域
第 6 胸神经	剑突平面区域
第 8 胸神经	季肋部平面区域
第 10 胸神经	脐平面区域
第 12 胸神经	脐到耻骨联合上缘中点区域
第 1 腰神经	腹股沟区
第 2 腰神经	下腹部外侧
第 3～5 骶神经	会阴部（"马鞍区"）

（2）自主神经：胸腹部自主神经主要调控胸腔和腹腔内脏器官的功能，包括心血管、呼吸、消化、泌尿等系统的活动；自主神经通过交感神经和副交感神经的协同与拮抗作用维持内环境稳定。

胸腹部交感神经起源于胸段脊髓（第 1 ～ 12 胸髓）和腰段脊髓（第 1 ～ 2 腰髓）的侧角细胞，其节前纤维通过白交通支进入脊柱旁的交感干。胸段交感神经的纤维在交感干内可上行或下行，部分终止于颈段或腰骶段神经节，另一部分则形成内脏神经。其中，内脏大神经（第 5 ～ 9 胸神经）穿过膈肌终止于腹腔神经节，内脏小神经（第 10 ～ 11 胸神经）和内脏最小神经（第 12 胸神经）终止于主动脉肾神经节。这些节后纤维最终支配胸腹腔脏器（如心脏、肺、肝、胃、肠道），而腰段交感神经（第 1 ～ 2 腰神经）参与形成腹下神经丛，其节后纤维延伸至盆腔，调控膀胱、直肠等盆腔脏器的功能。

胸腹部副交感神经由颅部和骶部两部分共同支配。颅部副交感神经起源于迷走神经，其节前纤维广泛支配胸腹腔大部分脏器（至横结肠左曲），并直接终止于脏器壁内的壁内神经节（如肠肌间神经丛），随后由短节后纤维调控平滑肌收缩及腺体分泌。骶部副交感神经则起自第 2 ～ 4 骶髓节段，通过盆内脏神经发出节前纤维，支配远端结肠、直肠及盆腔脏器（如膀胱、生殖器官），同样在器官旁或壁内神经节换元后，通过短节后纤维调控靶器官功能，维持排尿、排便及生殖活动的自主协调。

2. 血管

胸腹部血管系统由动脉和静脉共同构成。在动脉系统中，胸部以胸主动脉为主干，其分支包括供应胸壁的肋间后动脉、营养肺组织的支气管动脉及为食管供血的食管动脉。胸廓内动脉自锁骨下动脉发出，沿胸骨两侧下行，穿过膈肌后延续为腹壁上动脉，与腹壁下动脉吻合，共同供应前腹壁及膈肌。腹部则以腹主动脉为主干，依次发出腹腔干（供应肝、胃、脾）、肠系膜上动脉（供应小肠及近端结肠）、肾动脉（供应肾）、肠系膜下动脉（供应远端结肠及直肠），最终分为髂总动脉，分支至下肢及盆腔。

在静脉系统中，胸部通过奇静脉和半奇静脉收集胸壁、食管及部分腹腔的静脉血，最终汇入上腔静脉。胸廓内静脉则伴随同名动脉上行，回流至头臂静脉。腹部静脉以下腔静脉为主干，接收来自肝静脉（肝脏代谢产物）、肾静脉（肾脏滤过血液）及髂总静脉（下肢及盆腔血液）的血液。门静脉系统则独树一帜，汇集消化道（胃、肠、脾、胰腺）的静脉血，经肝门入肝进行解毒和营养处理，再通过肝静脉汇入下腔静脉，形成独特的肝双重血供（肝动脉与门静脉）及代谢循环。动脉间的吻合（如胸腹壁动脉链）及静脉的侧支循环（如门 – 体静脉交通支）在维持血流代偿中起关键作用，而血管结构的异常

（如主动脉夹层、门静脉高压）可引发致命性临床后果。

3. 其他组织

略。

附：腹部九分法及各区域内脏器、组织（表 3–3）

腹部九分法是通过两条水平线和两条垂直线把腹部分为 9 个区，以此来进行定位。在两条水平线中，上水平线为肋弓下缘线，沿两侧肋弓最低点（约第 10 肋下缘）连线，将腹部与胸廓分界；下水平线为两侧髂前上棘的连线，划分腹部与骨盆。两条垂直线则以腹股沟韧带中点为基准向上延伸。此种定位方式避免了传统锁骨中线标记的复杂性，在临床操作中更易实施。

表 3–3　腹部九分法及各区域内脏器、组织

右季肋区	腹上区	左季肋区
①右叶肝大部分 ②胆囊一部分 ③右肾一部分 ④结肠肝曲	①右叶肝小部分，左叶肝大部分 ②胃幽门及一部分胃体 ③部分胆囊、胆总管、肝动脉和门静脉 ④十二指肠大部分 ⑤胰腺头体部分 ⑥双肾上部及肾上腺 ⑦腹主动脉及下腔静脉	①左叶肝小部分 ②胃贲门、胃底及胃体一部分 ③脾 ④结肠脾曲 ⑤胰尾 ⑥左肾一部分
右腰区	**脐区**	**左腰区**
①部分胆囊 ②右肾下部 ③升结肠 ④部分回肠	①胃大弯 ②横结肠 ③大网膜 ④十二指肠小部分 ⑤空回肠各一部分 ⑥腹主动脉及下腔静脉 ⑦双侧输尿管	①降结肠 ②部分空肠 ③左肾下部
右髂区	**腹下区**	**左髂区**
①盲肠 ②阑尾 ③回肠末端	①回肠袢 ②膀胱 ③子宫 ④乙状结肠 ⑤直肠	①乙状结肠大部分 ②回肠袢

二、背腰部

（一）背腰部常用体表定位

1. 肩胛骨上角

由肩胛骨的内侧边缘和上缘所形成的三角形，称为肩胛骨上角。肩胛骨上角横平第1、第2胸椎棘突之间，肩胛提肌的止端位于构成肩胛骨上角的内侧缘（图3-20）。

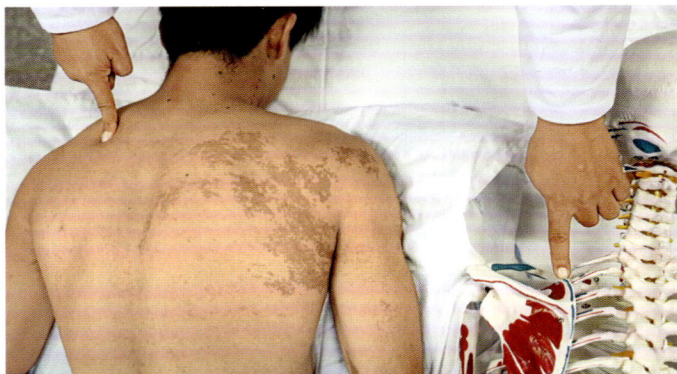

图3-20　肩胛骨上角

2. 肩胛骨下角

由肩胛骨的内侧缘和外侧缘所形成的三角形，称为肩胛骨下角。肩胛骨下角横平第7、第8胸椎棘突之间（图3-21）。有一部分的大圆肌及背阔肌也起始于肩胛骨下角。

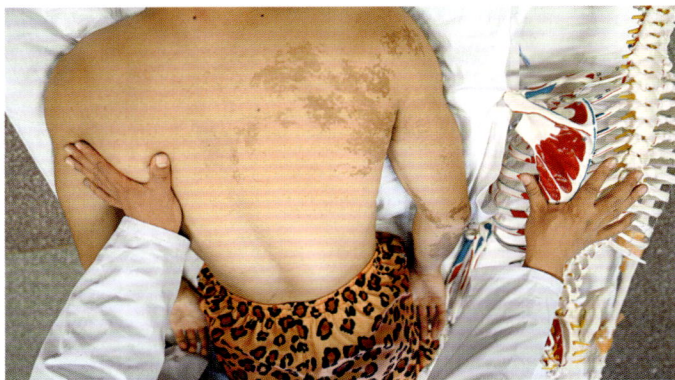

图3-21　肩胛骨下角

3. 肩胛冈

肩胛冈为一三角形的骨性隆起，立于肩胛骨背面的上部（图 3-22）。肩胛冈的嵴状游离缘为冈上窝、冈下窝的分界线。此嵴内侧端延伸至肩胛骨的内侧缘，扩大为扁平的三角形，外侧端移行为肩峰，具有上、下两面和内、外两缘，肩胛冈根部横平第 3 胸椎棘突。

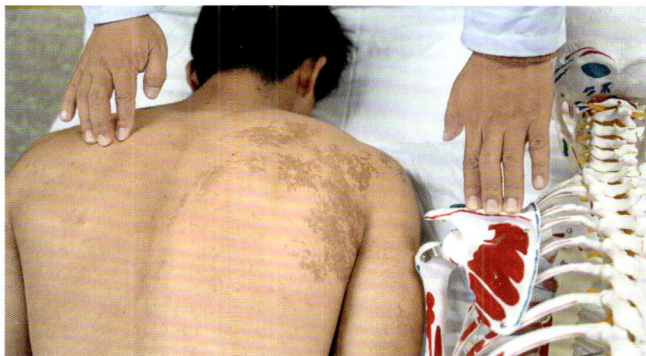

图 3-22　肩胛冈

4. 第 11 肋

沿着肋弓下缘从前往后触摸，在腋中线附近触摸到的一骨性凸起，即为第 11 肋尖端（图 3-23）。第 11 肋尖端通常与第 2 腰椎棘突在一条水平线上。

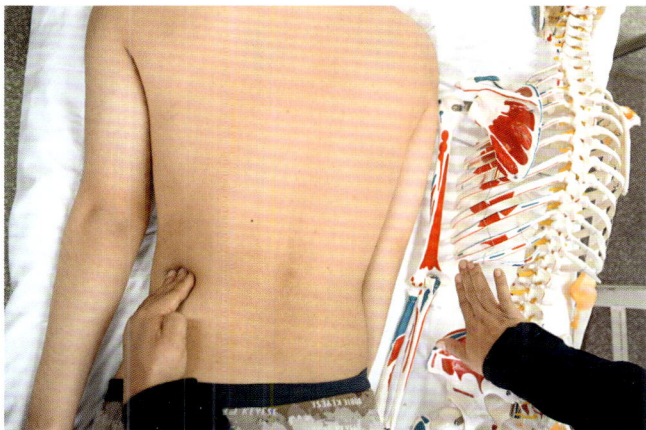

图 3-23　第 11 肋

5. 第 12 肋、第 1 腰椎

第 12 肋：尖端通常与第 2 腰椎横突稍下方水平位置相近（图 3-24）。第 1 腰椎：沿着后背部左右两侧最下面的一根肋骨，也就是第 12 肋的最下缘做一条水平线，这条线与脊椎的交叉点就是人体第 2 腰椎所在的位置；在交叉点上找到 1 个凸出的骨头就是第 2

腰椎棘突的位置；再从棘突位置向上移动 1 个棘突就是第 1 腰椎大概的位置。还有一种定位方法只适合比较瘦弱的人，先触摸到第 12 肋骨根部，然后沿着第 12 肋找到第 12 胸椎，从第 12 胸椎再向下触摸 1 个椎体，就是第 1 腰椎的位置。

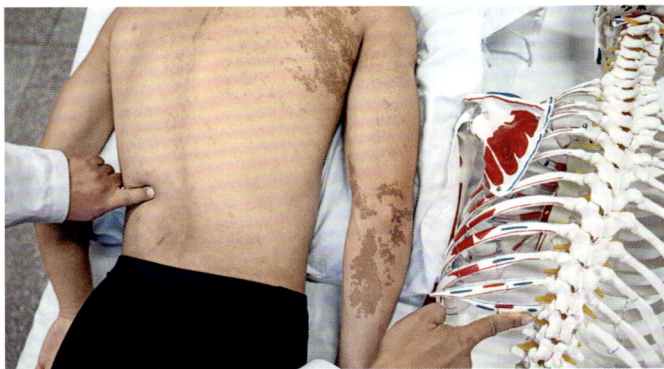

图 3-24　第 12 肋

6. 肋脊角

肋脊角为第 12 肋与脊柱（竖脊肌外侧缘）构成的夹角（图 3-25），是体格检查的重要骨骼标志。肋脊角前为肾脏和输尿管上端所在的区域。一侧肋脊角叩击痛与双侧肋脊角叩击痛可考虑肾炎、肾结石、肾结核等。

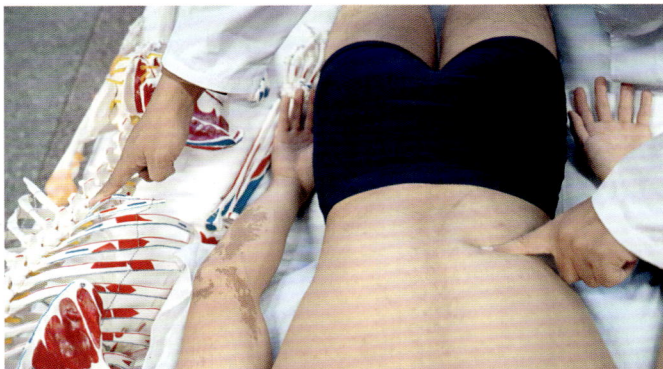

图 3-25　肋脊角

7. 髂嵴

髂嵴是髂骨翼的上缘，其前端的凸起称髂前上棘，其后端的凸起称髂后上棘，左右髂嵴的最高点连线平第 4 腰椎棘突（图 3-26）。髂嵴高的测量即测量髂嵴最高点至地面的垂距。

图 3-26　左右髂嵴最高点的连线平第 4 腰椎棘突

8. 髂后上棘

沿髂嵴向后，至髂嵴末端肥大处，在皮下有一隆起，即髂后上棘（图 3-27）。体形肥胖者此处凹陷，体形瘦弱者此处凸起。髂后上棘两点间连线通过第 1 骶椎棘突。

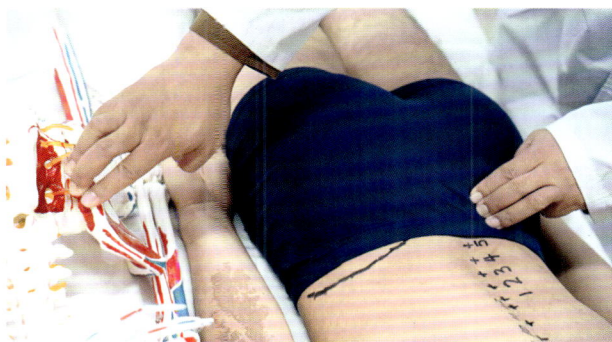

图 3-27　髂后上棘

9. 髂后下棘

髂后上棘下方不明显的隆起即为髂后下棘（图 3-28）。两髂后下棘连线通过第 2 骶骨嵴，相当于第 2 骶后孔水平线，正为骶髂关节中心，为蛛网膜下腔终末端。

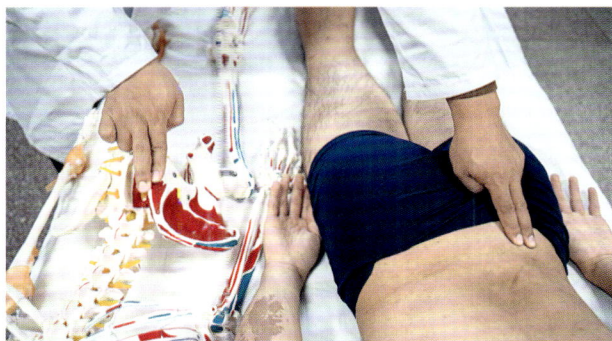

图 3-28　髂后下棘

10. 骶管裂孔

骶管上通连椎管，下端的裂孔称骶管裂孔（图 3-29）。裂孔两侧有向下凸出的骶角，骶管麻醉常以骶角作为标志。

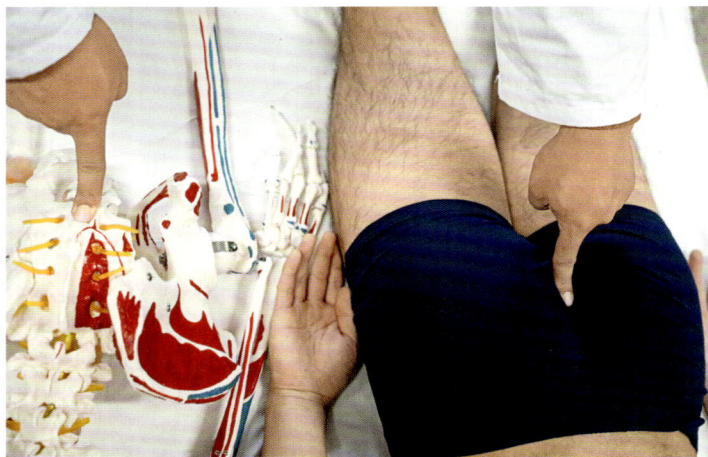

图 3-29　骶管裂孔

11. 第 3 腰椎横突

将示指桡侧放在肋弓下缘，无名指放在髂嵴高点，中指从外向里探寻，触摸到的骨性凸起即第 3 腰椎横突（图 3-30）。

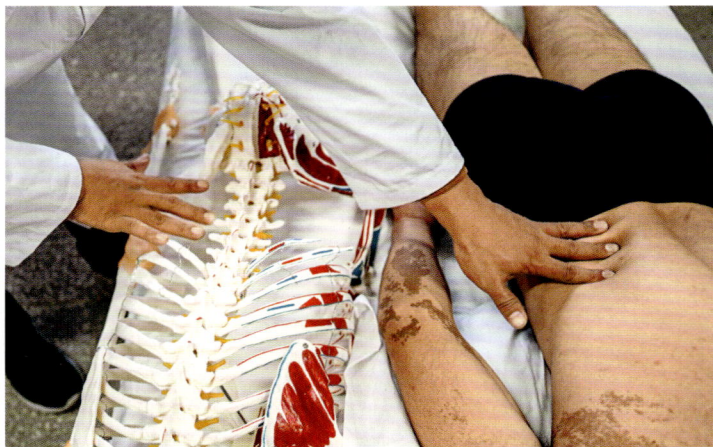

图 3-30　第 3 腰椎横突

12. 第 2 腰椎棘突

两侧髂嵴最高点连线平第 4 腰椎棘突，向上数 2 个棘突，即可定位第 2 腰椎棘突。这种方法适用于大多数人群，但需要注意个体差异（图 3-31）。

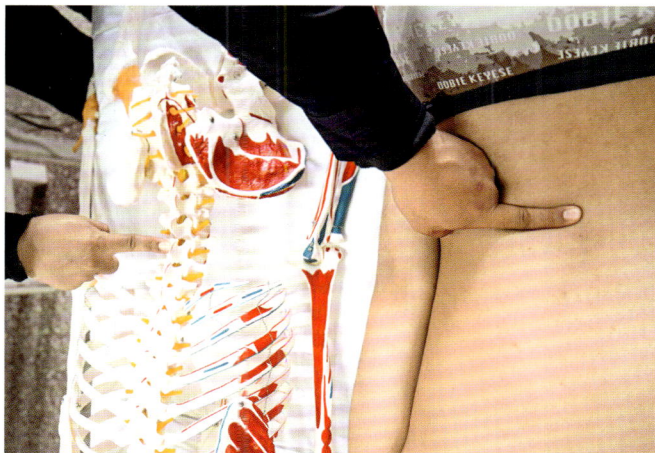

图 3-31 第 2 腰椎棘突

13. 腰椎棘突

先用左右髂嵴高点的连线定位第 4 腰椎棘突，之后向上滑动定位第 3 腰椎棘突，待确定后固定住示指、中指的距离向上滑动，即可定位第 2 腰椎棘突，向下滑动可定位出第 4 腰椎棘突、第 5 腰椎棘突，最终可确定所有的腰椎棘突（图 3-32）。

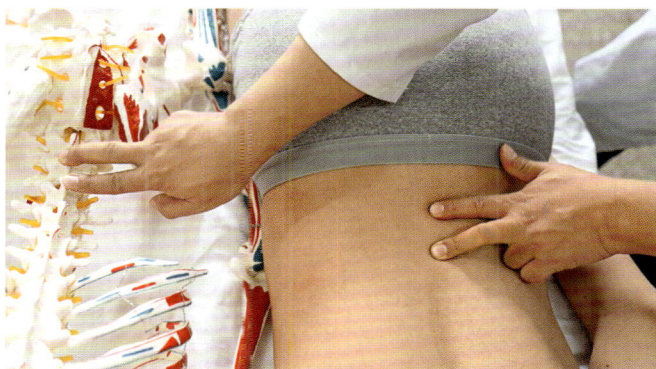

图 3-32 腰椎棘突

14. 胸椎横突

胸椎棘突是针灸推拿临床中常用的定位点之一。定位时以患者的示指横指宽度为度量标准：第 1 ~ 4 胸椎棘突、第 11 胸椎棘突、第 12 胸椎棘突的位置为同位椎体向上半横指，旁开一横指。第 5 ~ 9 胸椎棘突为同位椎体向上一横指，旁开一横指。从脊柱肩胛骨下角平对处（第 7 胸椎棘突）向下触诊 3 个棘突，依次为第 8 胸椎棘突、第 9 胸椎棘突、第 10 胸椎棘突，在第 10 胸椎棘突水平，向两侧旁开约 2.5cm（成人）的竖脊肌外侧缘处为第 10 胸椎横突（图 3-33）。

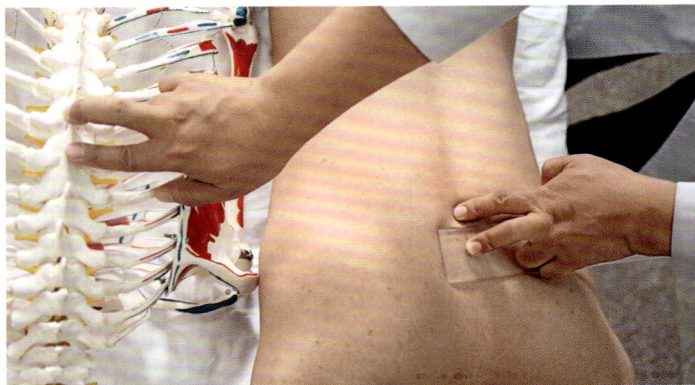

图 3-33 胸椎横突

15. 腰椎横突

第 1 腰椎横突位于第 1 腰椎棘突水平处向两侧旁开 3 ～ 4cm 处（体形瘦者稍近，肥胖者稍远），于竖脊肌外侧缘深部可触及。第 2 腰椎横突位于第 1 ～ 2 腰椎棘突间旁开 2.5cm 处；第 3 腰椎横突位于第 2 ～ 3 腰椎棘突间旁开 4cm 处；第 4 腰椎横突位于第 3 ～ 4 腰椎棘突间旁开 3cm 处（图 3-34）；第 5 腰椎横突位于第 4 ～ 5 腰椎棘突间旁开 3cm 处。

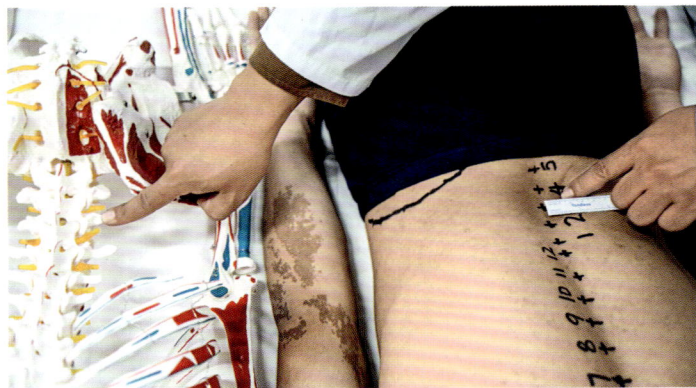

图 3-34 第 4 腰椎横突

（二）背腰部触诊

1. 菱形肌

【肌肉功能】近固定时，使肩胛骨上提、后缩和下回旋；远固定时，两侧收缩，使脊柱胸段伸展。

【肌肉起止点】起点：第 7 颈椎至第 5 胸椎的棘突；止点：肩胛骨内侧缘。

【触诊要点】肌肉整体印象见图 3-35。患者取俯卧位。医者先定位患者的肩胛骨内侧缘及第 7 颈椎至第 5 胸椎的棘突，垂直触诊定位下部斜方肌深面的菱形肌纤维，按压菱形肌的 4 个边。在一些个体中，用手指按压大菱形肌下缘，可以确定它的边缘。

【支配神经】肩胛背神经。

【本肌说明】菱形肌包括大菱形肌和小菱形肌。小菱形肌起于第 6、第 7 颈椎棘突，止于肩胛骨脊柱缘上部；大菱形肌起于上位 4 个胸椎棘突，止于肩胛骨内侧缘下部。长期圆肩姿势容易导致本肌受伤。当本肌紧张或损伤时，患者会在静息状态下或活动时感觉菱形肌区域表层疼痛。本肌紧张或者痉挛会导致肩胛骨向脊柱方向的活动受限。人体在承重时，菱形肌和斜方肌、肩胛提肌

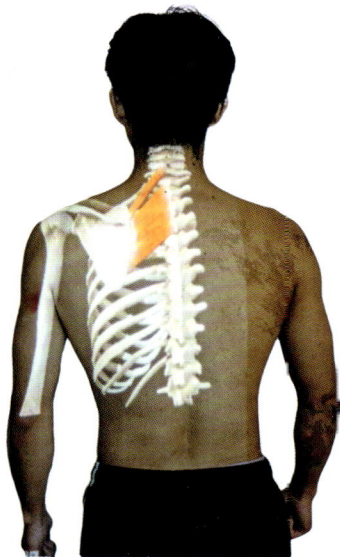

图 3-35　菱形肌

及前锯肌的协同作用会将肩胛骨稳定于胸廓，若这些肌肉薄弱，易导致肩胛骨不稳，或肩胛骨内侧缘和下角翘起。菱形肌和前锯肌纤维走向相反，附着于肩胛骨内侧缘，有着明显的拮抗关系。其协同收缩有助于将肩胛骨内侧缘稳定在胸廓背侧。

2. 上后锯肌

【肌肉功能】上提肋骨助吸气。

【肌肉起止点】起点：第 6 颈椎至第 2 胸椎棘突；止点：第 2 ~ 5 肋外侧面。

【触诊要点】肌肉整体印象见图 3-36。医者先定位第 7 颈椎棘突至第 3 胸椎棘突中线，向两侧旁开 2 ~ 3cm（斜方肌与菱形肌深面），沿第 2 ~ 5 肋骨后部向外侧滑动触诊，以拇指垂直按压感受深层斜向外下的条索状肌纤维，嘱患者缓慢深吸气，观察肋骨上提时肌肉的收缩感。触诊时，注意手法轻柔以避免刺激肋间神经。

【支配神经】第 1 ~ 4 胸神经前支。

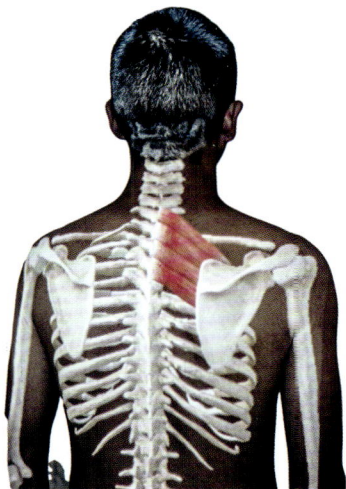

图 3-36　上后锯肌

【本肌说明】上后锯肌紧张是肩胛骨深处疼痛的常见原因。疼痛表现为肩胛骨上部深处强烈疼痛，并常延伸到肩部背侧、三头肌上部、肘部、前臂和手的尺侧，甚至全部小指，伴有类似第 8 颈神经至第 1 胸神经分布平面的麻木感，第 1 胸椎棘突上方常有剧烈压痛。

3. 冈上肌

【肌肉功能】稳定肱骨头，肩关节外展。

【肌肉起止点】起点：冈上窝；止点：肱骨大结节上部表面。

【触诊要点】肌肉整体印象见图3-37。患者取俯卧位，医者将一手放于患者肩胛冈上方的冈上窝，采用动态触诊法，另一手将患者的上臂小范围外展（10°～20°），同时感受冈上肌在肩胛骨嵴上的收缩。

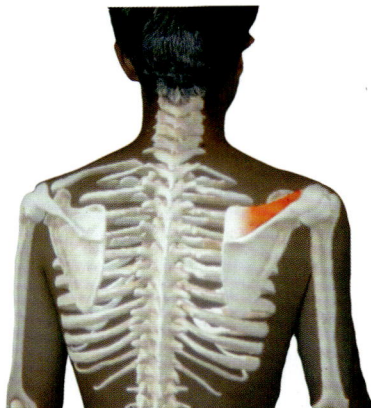

图 3-37　冈上肌

【支配神经】肩胛上神经。

【本肌说明】长时间单手提拿重物、单手外展位姿势持续时间较长可导致本肌肉损伤。冈上肌是组成肩袖的4块肌肉之一，冈上肌、冈下肌、小圆肌和肩胛下肌在功能上可作为一个整体，使肱骨头稳定于关节窝内。肩袖的形成使机体避免肱骨与肩峰、喙突和喙肩韧带等发生碰撞，保护关节囊、肌腱、血管和神经不被损害。此外，肩外展时，三角肌主动收缩，冈上肌驱使肱骨头向下。这样可以防止肱骨撞击肩峰或喙肩韧带，避免损害肩峰下的关节囊及冈上肌腱。

4. 冈下肌

【肌肉功能】使肩关节外旋。

【肌肉起止点】起点：肩胛骨冈下窝；止点：肱骨大结节中部。

【触诊要点】肌肉整体印象见图3-38。医者先用一手拇指扣及患者肩胛骨外侧缘，再用同一手的其余手指向内上方扣及冈下肌；也可以沿着肩胛骨的内侧缘向外上方触摸，整个肩胛骨的内侧缘的后方向外都是冈下肌的范围；也可在肩胛骨的冈下窝定位该肌腹，沿着冈下肌肌腱向上外方扣及肱骨头周围，直至肱骨大结节。触诊时，医者嘱患者外旋肩关节，以便确认正确的触诊位置。

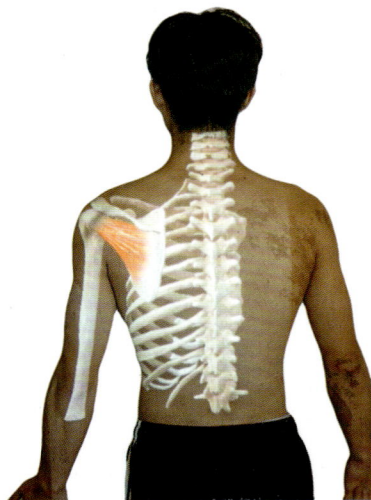

图 3-38　冈下肌

【支配神经】肩胛上神经。

【本肌说明】急性或慢性的过度使用会导致本肌损伤。肌肉紧张时，肩关节会内旋。

本肌痉挛会限制肩关节处手臂内旋。由于本肌位于表层，仰卧位容易刺激到本肌，因此，患者会在入睡时感觉背部不适。冈下肌与冈上肌、小圆肌和肩胛下肌共同形成肩袖。

5. 小圆肌

【肌肉功能】肩关节外旋。

【肌肉起止点】起点：肩胛骨外侧缘背面；止点：肱骨大结节下部。

【触诊要点】肌肉整体印象见图3-39。患者取俯卧位，医者拇指扪及患者肩胛骨外侧缘，向外上方移动拇指扪及小圆肌，在冈下窝下方找到小而圆的肌腹，沿肩胛骨外侧缘，扪及小圆肌肌腱，上外方为肱骨头周围，再至肱骨大结节。触诊时，医者嘱患者抵抗肩关节外旋，以便确认正确的触诊位置。

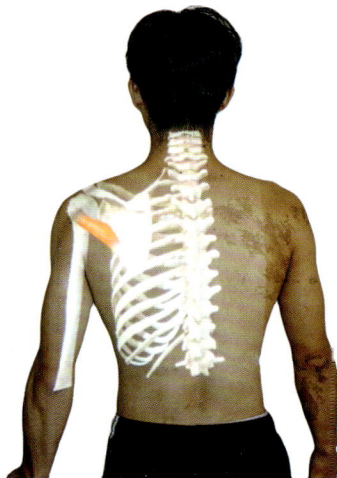

图3-39 小圆肌

【支配神经】腋神经。

【本肌说明】急性或慢性过度使用容易导致本肌损伤。小圆肌是组成肩袖的4块肌肉之一，其走行方向和冈下肌一致，具有与冈下肌相似的功能，是冈下肌的协同肌。本肌位置表浅，若发生疼痛，定位较清楚。本肌紧张或造成四边孔（四边孔由肱三头肌长头与肱骨外科颈、小圆肌、大圆肌、肩胛下肌和背阔肌组成，四边孔中有旋肱后动、静脉和腋神经通过）综合征，主要表现为腋神经支配的肩臂外侧的感觉障碍和三角肌功能受限。

6. 大圆肌

【肌肉功能】使肩关节后伸、旋内、内收。

【肌肉起止点】起点：肩胛骨外侧缘背面（小圆肌下面）；止点：肱骨小结节嵴。

【触诊要点】肌肉整体印象见图3-40。医者用拇指定位患者肩胛骨外侧缘及肱骨小结节嵴，以确定大圆肌的走行方向，在肩胛骨外侧缘的下外侧扪及肌腹，触诊厚圆的肌腹。触诊时，医者嘱患者抵抗肩部伸展，以便确认正确的触诊位置。

【支配神经】肩胛下神经。

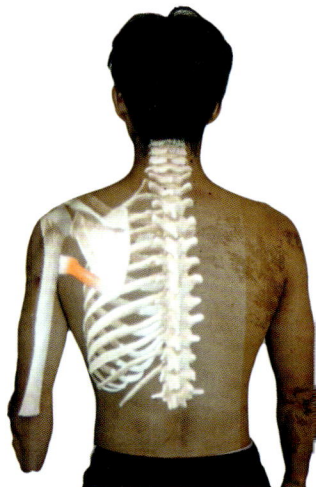

图3-40 大圆肌

【本肌说明】游泳、划船、打球等可导致大圆肌损伤。大圆肌损伤时，肩关节内收、伸展和内旋活动受限。本肌参与肩胛骨下降的功能。本肌损伤时，亦可诱发四边孔综合征。此外，大圆肌和背阔肌的功能相同。

7. 背阔肌

【肌肉功能】使肩关节后伸、旋内、内收。

【肌肉起止点】起点：第6胸椎至第5腰椎的棘突、骶正中嵴、髂嵴；止点：肱骨小结节嵴。

【触诊要点】肌肉整体印象见图3-41。患者取俯卧位，医者先定位患者第6胸椎至第5腰椎的棘突，再定位肱骨小结节嵴。医者用手抓住这两者连线区域的肩胛骨外侧缘处的肌肉，嘱患者"将你的手向髋部摆动"，让患者抗阻力内旋他的肩关节，以此来感受背阔肌的收缩。当患者做这个动作时，医者沿背阔肌向上触摸至腋窝，向下至肋骨。

【支配神经】胸背神经。

【本肌说明】划船、引体向上、双杠等需要将身体向上撑起的动作均可导致本肌损伤。若患者去做一些自己不熟悉的运动，或使用不正确的坐姿等也可造成其损伤。背阔肌高张力易导致肩关节内旋。背阔肌是背部的一块大肌，其在胸腰筋膜内的宽广附着点及在肱骨的特定附着点，让它对肩关节产生着巨大的力量。因此，本肌的损伤会导致患者在仰卧位或侧卧位时刺激到应激点而产生不适。

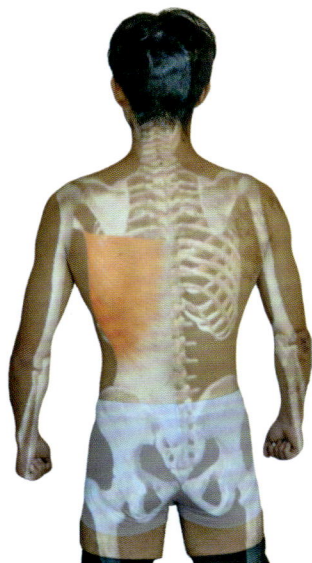

图3-41 背阔肌

8. 肩胛下肌

【肌肉功能】使肩关节内收、内旋。

【肌肉起止点】起点：肩胛下窝；止点：肱骨小结节。

【触诊要点】肌肉整体印象见图3-42。患者取仰卧位，医者一手定位患者肱骨小结节，用4个手指的掌侧扪及肩胛骨外侧缘，向后内方下压背阔肌，用另一只手在侧面扣住肩胛骨，以利于扪及肩胛骨的前面。触诊时，医者可使患者被动前伸肩胛骨，以便确认正确的触诊位置。

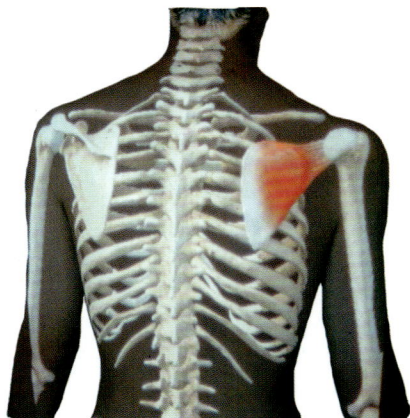

图3-42 肩胛下肌

【支配神经】肩胛下神经。

【本肌说明】肩关节脱臼容易导致本肌肉的损伤，肌肉的损伤容易造成肩关节上臂外展动作受限或者疼痛。肩胛下肌是组成肩袖的 4 块肌肉之一，是最大的肩袖肌及唯一的内旋肌。胸大肌、背阔肌、大圆肌和三角肌前部进行强有力运动时，肩胛下肌可以稳定肱骨头前部。在正常行走步态中，肩胛下肌主要驱使手臂向后摆动。此外，肩胛下肌是肩袖肌群中唯一的羽状肌，强大而有力，它在起点和肌腹中有 6～7 条腱性组织。上部肌纤维（横向）的腱性组织较多，可被牵张性较差，下部肌纤维（斜向）肌性组织较多，肌性处和腱性处相比，肌性处较柔软，以供手臂做大幅度运动，能够被离心拉长。该肌起点宽阔，止点相对较小，肌腱所承受的瞬息牵引力很大，并集中止于肌腱处，易出现损伤。

9. 竖脊肌群

【肌肉功能】伸脊柱、降肋、仰头。

【肌肉起止点】本肌从内到外主要有棘肌、最长肌、髂肋肌 3 块肌肉。棘肌：起点为上腰椎和下胸椎的棘突（胸部）、第 7 颈椎棘突和项韧带（颈部）；止点为上胸椎棘突（胸部）、除第 1 颈椎以外的颈椎棘突（颈部）。最长肌：起点为共同腱（胸部）、上 5 个胸椎（颈部和胸部）；止点为下 9 个肋骨和胸椎的横突（胸部）、颈椎横突（颈部）、颞骨乳突（头部）。髂肋肌：起点为共同腱鞘（腰部）、第 1～12 肋后表面（胸部和颈部）；止点为第 1～3 腰椎的横突和第 6～12 肋后表面（腰部）、第 1～6 肋后表面（胸部）、下颈椎横突（颈部）。

【触诊要点】肌肉整体印象见图 3-43。患者取俯卧位，双手放于身体两侧，可在其脚下放置枕头，使双脚抬高。医者嘱患者稍抬头和背伸躯干，后伸颈部和脊柱，触诊可以感受到上背部的竖脊肌收缩。触诊竖脊肌的下部纤维时，患者取俯卧位，躯干后伸，医者触摸到的腰区脊柱沟内的一大块肌肉即本肌。当患者放松的时候，医者手指下压到竖脊肌纤维之间，可以感受其绳状的质地结构。

【支配神经】下颈部、胸部及腰部的脊神经后支的外侧支和内侧支。

【本肌说明】比较突然的动作或是身体没有挺直、重心不稳的时候提拿重物容易导致本肌损伤。

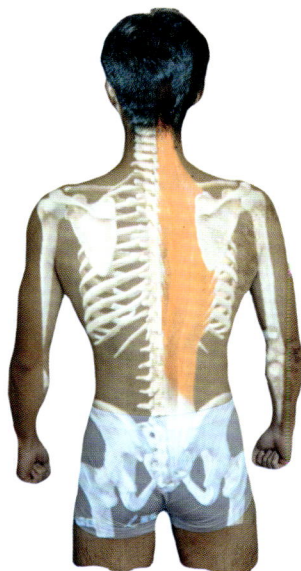

图 3-43　竖脊肌

本肌损伤时，躯干前屈的角度受限，腰背肌肉僵硬肿胀，伴有腰椎关节活动度减少、腰弯困难。竖脊肌是一组庞大的肌肉肌腱群，内含系统同源的肌束有序地附着于颅骨、颈椎、胸椎、腰椎、骶椎及髂嵴的相应部位。竖脊肌从内到外主要有棘肌、最长肌、髂肋肌3块肌肉，棘肌与最长肌在脊柱背伸及旋转运动中发挥重要作用，而髂肋肌则在脊柱背伸与侧屈过程中起到关键的杠杆效应。竖脊肌对脊柱大范围的活动和静态姿势维持具有非常重要的意义。

10. 下后锯肌

【肌肉功能】降肋助呼气；稳定下肋，对抗膈肌向上的拉力；单侧收缩，能有效地促进躯干转动；双侧收缩，参与下胸廓伸展。

【肌肉起止点】起点：第11、第12胸椎棘突及第1、第2腰椎棘突，肌纤维斜向外上方；止点：第9～12肋骨肋角外面。

【触诊要点】肌肉整体印象见图3-44。医者先定位第4腰椎棘突，依次向上找第1、第2腰椎及第11、第12胸椎棘突，再找到第12、第11、第10、第9肋弓下缘，棘突与肋弓下缘连线的区域即本肌。

【支配神经】第9～12胸神经前支。

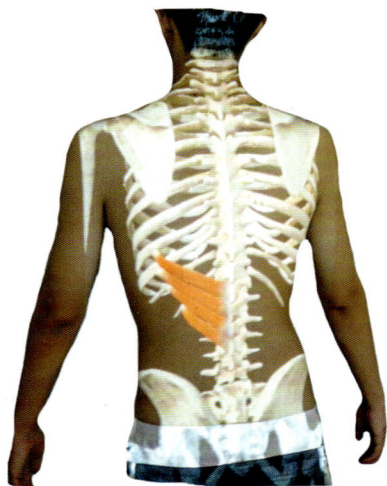

图3-44　下后锯肌

【本肌说明】上举、转腰动作容易导致本肌损伤。本肌的主要作用是稳定下位肋骨，辅助呼吸肌肉，随着呼吸，本肌不断收缩放松，以辅助呼吸运动的正常进行。下后锯肌痉挛时，由于其随着呼吸不断地绷紧、放松，故其疼痛呈现随呼吸而增减的特殊症状。

11. 腰方肌

【肌肉功能】单侧收缩，侧方倾斜（提举）骨盆（当要跨过一个物体，需要提起臀部时），将脊柱弯向同侧（侧躺时弯曲你的身体），协助后伸脊柱；双侧收缩，被动呼吸时固定最后肋。

【肌肉起止点】起点：髂嵴后缘和髂腰韧带；止点：第12肋内侧半、第1～4腰椎横突。

【触诊要点】肌肉整体印象见图3-45。患者取俯卧位，医者先定位第12肋，再定位髂嵴和腰椎横突，以确定腰方肌的边缘。医者拇指慢慢地向椎体方向按压腰方肌的边缘位置，采用动态触诊让患者在侧方将臀部向上倾斜收缩，以感受腰方肌的收缩，要确定触摸到的肌肉是下腰部深层组织，而不是表浅的外部斜行纤维。当患者抬高臀部时，医者可以感受到腰方肌侧方边缘的收缩，以此可以分辨出竖脊肌和腰方肌的界限。

【支配神经】第12胸神经、第1～3腰神经。

【本肌说明】长期站立位或坐位、劳动或运动时急性腰扭伤，容易导致本肌损伤，患者通常感到深层的下背痛，偶尔感到尖锐的刺痛（疼痛可能会在休息时感觉到，在坐位或站立位时最严重），在床上翻身、从床上或椅子上起身感觉困难，咳嗽或打喷

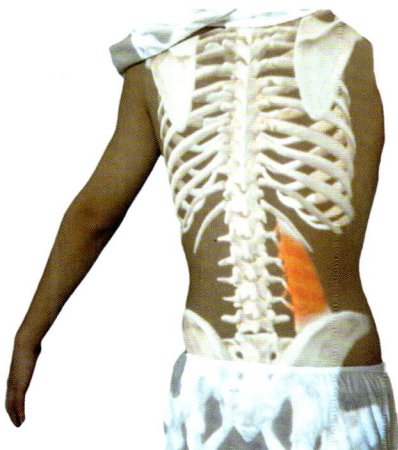

图 3-45　腰方肌

嚏时有强烈疼痛，脊椎弯曲和向对侧侧弯与同侧骨盆上抬的活动范围受限。疼痛可能转移到腹股沟，男性甚至转移到阴囊和睾丸。腰方肌能与对侧臀中肌、臀小肌共同维持骨盆的稳定，当臀中肌无力时，对侧腰方肌就会过度收缩，引起骨盆的高低问题。

（三）背腰部神经、血管及其他组织

1. 神经

（1）浅层皮神经：皮神经各支在棘突两侧浅出，上部分支几乎呈水平位向外侧走行，下部分支斜向外下，分布至胸背区和腰背区皮肤，第12胸神经后支分支可分布到臀区。

（2）臀上皮神经：是第1～3腰神经后支的外侧支所发出的一组皮支，通常有3～4支，各皮支分别穿过很厚的腰部肌层和坚韧的腰背筋膜到达皮下，在髂嵴上方或竖脊肌外侧缘附近浅出处比较集中。臀上皮神经先后穿越了多裂肌、胸最长肌、髂腰肋肌、腰方肌、腰横肌、腹内斜肌，最后是背阔肌。臀上皮神经穿过的每一块肌肉在做功的时候，都可以使臀上皮神经受到挤压或者牵拉。腰部急剧扭转时易使臀上皮神经拉伤，从而出现腰腿痛。

（3）臀中皮神经：由第1～3骶神经后外侧支组成，自骶后孔穿出后向外侧走行于骶髂后短韧带与多裂肌之间，上3对骶神经后支的外侧支相互连结并与第5腰神经后支的外侧支在骶骨背面结合成襻，自此襻发支，在骶骨外侧缘合成神经干，跨越骶髂关节及骶髂后短韧带后面，在骶结节韧带后面，又形成第2列神经襻，穿经骶髂后长韧带形成的隧道后分成2～3支，在髂后上棘与尾骨尖连线的中1/3段穿出深筋膜，分布于臀部内侧和骶骨后面的皮肤。

（4）胸背神经（第 6 ～ 8 颈神经）：也称肩胛中神经和肩胛长神经，发自后束，沿肩胛骨外侧缘，伴肩胛下血管下降，支配背阔肌。

（5）肩胛背神经（第 4 ～ 6 颈神经）：起自臂丛锁骨上部，穿中斜角肌斜向外，下至肩胛提肌深面，沿肩胛骨内侧缘下行，与肩胛背动脉伴行，支配肩胛提肌和菱形肌。

（6）腰丛：见图 3-46。

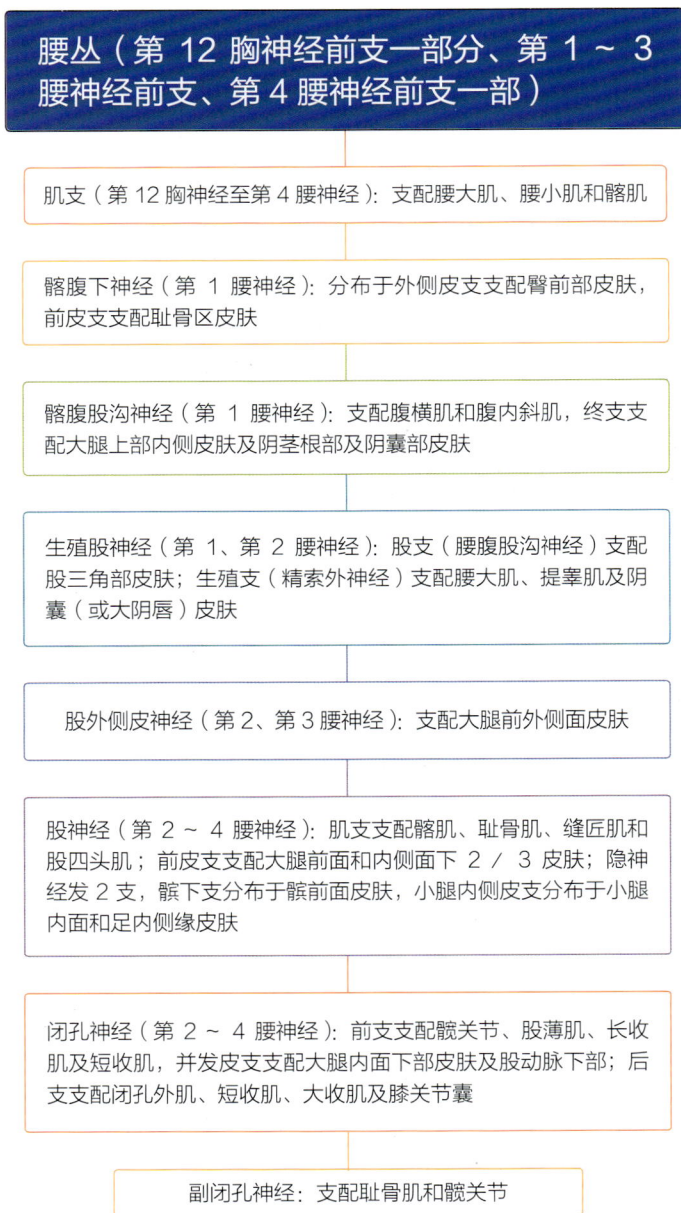

腰丛（第 12 胸神经前支一部分、第 1 ～ 3 腰神经前支、第 4 腰神经前支一部）

肌支（第 12 胸神经至第 4 腰神经）：支配腰大肌、腰小肌和髂肌

髂腹下神经（第 1 腰神经）：分布于外侧皮支支配臀前部皮肤，前皮支支配耻骨区皮肤

髂腹股沟神经（第 1 腰神经）：支配腹横肌和腹内斜肌，终支支配大腿上部内侧皮肤及阴茎根部及阴囊部皮肤

生殖股神经（第 1、第 2 腰神经）：股支（腰腹股沟神经）支配股三角部皮肤；生殖支（精索外神经）支配腰大肌、提睾肌及阴囊（或大阴唇）皮肤

股外侧皮神经（第 2、第 3 腰神经）：支配大腿前外侧面皮肤

股神经（第 2 ～ 4 腰神经）：肌支支配髂肌、耻骨肌、缝匠肌和股四头肌；前皮支支配大腿前面和内侧面下 2 / 3 皮肤；隐神经发 2 支，髌下支分布于髌前面皮肤，小腿内侧皮支分布于小腿内面和足内侧缘皮肤

闭孔神经（第 2 ～ 4 腰神经）：前支支配髋关节、股薄肌、长收肌及短收肌，并发皮支支配大腿内面下部皮肤及股动脉下部；后支支配闭孔外肌、短收肌、大收肌及膝关节囊

副闭孔神经：支配耻骨肌和髋关节

图 3-46　腰丛

（7）骶丛：见图 3-47。

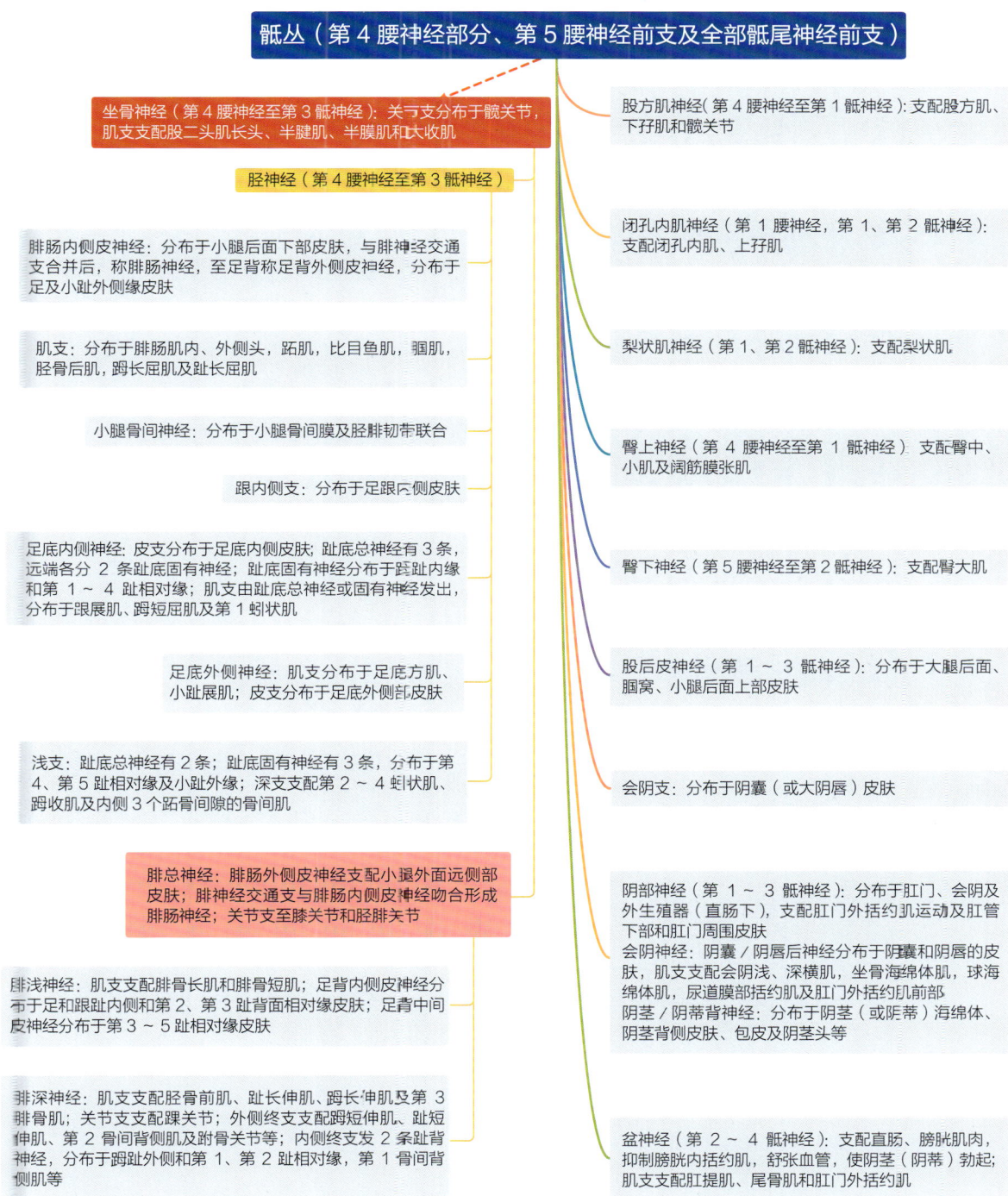

骶丛（第 4 腰神经部分、第 5 腰神经前支及全部骶尾神经前支）

坐骨神经（第 4 腰神经至第 3 骶神经）：关节支分布于髋关节，肌支支配股二头肌长头、半腱肌、半膜肌和大收肌

胫神经（第 4 腰神经至第 3 骶神经）

腓肠内侧皮神经：分布于小腿后面下部皮肤，与腓神经交通支合并后，称腓肠神经，至足背称足背外侧皮神经，分布于足及小趾外侧缘皮肤

肌支：分布于腓肠肌内、外侧头，跖肌，比目鱼肌，腘肌，胫骨后肌、跨长屈肌及趾长屈肌

小腿骨间神经：分布于小腿骨间膜及胫腓韧带联合

跟内侧支：分布于足跟内侧皮肤

足底内侧神经：皮支分布于足底内侧皮肤；趾底总神经有 3 条，远端各分 2 条趾底固有神经；趾底固有神经分布于踇趾内缘和第 1 ~ 4 趾相对缘；肌支由趾底总神经或固有神经发出，分布于跟展肌、跨短屈肌及第 1 蚓状肌

足底外侧神经：肌支分布于足底方肌、小趾展肌；皮支分布于足底外侧部皮肤

浅支：趾底总神经有 2 条；趾底固有神经有 3 条，分布于第 4、第 5 趾相对缘及小趾外缘；深支支配第 2 ~ 4 蚓状肌、踇收肌及内侧 3 个跖骨间隙的骨间肌

腓总神经：腓肠外侧皮神经支配小腿外面远侧部皮肤；腓神经交通支与腓肠内侧皮神经吻合形成腓肠神经；关节支至膝关节和胫腓关节

腓浅神经：肌支支配腓骨长肌和腓骨短肌；足背内侧皮神经分布于足和跟趾内侧和第 2、第 3 趾背面相对缘皮肤；足背中间皮神经分布于第 3 ~ 5 趾相对缘皮肤

腓深神经：肌支支配胫骨前肌、趾长伸肌、踇长伸肌及第 3 腓骨肌；关节支支配踝关节；外侧终支支配踇短伸肌、趾短伸肌、第 2 骨间背侧肌及跗骨关节等；内侧终支发 2 条趾背神经，分布于踇趾外侧和第 1、第 2 趾相对缘，第 1 骨间背侧肌等

股方肌神经（第 4 腰神经至第 1 骶神经）：支配股方肌、下孖肌和髋关节

闭孔内肌神经（第 1 腰神经，第 1、第 2 骶神经）：支配闭孔内肌、上孖肌

梨状肌神经（第 1、第 2 骶神经）：支配梨状肌

臀上神经（第 4 腰神经至第 1 骶神经）支配臀中、小肌及阔筋膜张肌

臀下神经（第 5 腰神经至第 2 骶神经）：支配臀大肌

股后皮神经（第 1 ~ 3 骶神经）：分布于大腿后面、腘窝、小腿后面上部皮肤

会阴支：分布于阴囊（或大阴唇）皮肤

阴部神经（第 1 ~ 3 骶神经）：分布于肛门、会阴及外生殖器（直肠下），支配肛门外括约肌运动及肛管下部和肛门周围皮肤
会阴神经：阴囊／阴唇后神经分布于阴囊和阴唇的皮肤，肌支支配会阴浅、深横肌，坐骨海绵体肌，球海绵体肌，尿道膜部括约肌及肛门外括约肌前部
阴茎／阴蒂背神经：分布于阴茎（或阴蒂）海绵体、阴茎背侧皮肤、包皮及阴茎头等

盆神经（第 2 ~ 4 骶神经）：支配直肠、膀胱肌肉，抑制膀胱内括约肌，舒张血管，使阴茎（阴蒂）勃起；肌支支配肛提肌、尾骨肌和肛门外括约肌

图 3-47 骶丛

2. 血管

（1）浅血管：胸背区主要有来自肋间后动脉、肩胛背动脉和胸背动脉等的分支；腰区有来自腰动脉的分支；骶尾部有臀上、下动脉等的分支。

（2）深血管：胸背区有肋间后动脉、胸背动脉、肩胛背动脉、肋间后静脉；腰区有腰动脉、肋下动脉、来自下腔静脉的腰静脉；骶尾区有臀上动脉、臀下动脉、髂内静脉。

3. 其他组织

略。

附：夹脊穴与背俞穴（表 3–4）

夹脊穴、背俞穴作为临床诊疗的常用腧穴，其临床应用涵盖内科、五官科及骨伤科等疾病，其作用机制与脊神经节段调控理论密切相关。具体而言，夹脊穴大致位于相应脊神经后支穿出椎间孔的位置，而背俞穴的定位则与相关脏腑交感神经链体表投影区高度吻合，二者通过节段性神经支配与内脏器官建立解剖学联系。这为针灸推拿手法操作中的力度控制、针刺角度等提供科学依据，从而实现疾病治疗的解剖学精准化与风险可控化，也为针灸推拿疗法调节气血、治疗疾病提供可视化依据。

表 3–4　夹脊穴、背俞穴对应的神经节段及所治病症

夹脊穴	背俞穴（后正中线旁开 1.5 寸）	神经节段	病症
颈夹脊：第 1～7 颈椎棘突下旁开 0.5 寸		第 1 颈神经	头痛、头晕、失眠、高血压、头昏
		第 2 颈神经	头痛、头晕、失眠、高血压、耳鸣、耳聋、耳周痛
		第 3 颈神经	牙痛、咽喉不适、痤疮、粉刺
		第 4 颈神经	牙痛、咽喉不适、扁桃体炎、耳聋、鼻炎、呃逆、颈肩部不适或疼痛
		第 5 颈神经	咽喉炎、音哑、鼻炎、神经衰弱、颈肩部酸痛、上臂痛、三角肌区域感觉不适或疼痛
		第 6 颈神经	扁桃体炎、慢性咳嗽、颈肩部疼痛、肱二头肌疼痛、上肢外侧酸麻痛、拇指、示指两指麻木
		第 7 颈神经	三头肌、上肢后侧、尺侧、中指麻木
		第 8 颈神经	急慢性咳喘、上臂尺侧肌无力、前臂掌面指屈肌酸痛、无名指及小指麻木

续表

夹脊穴	背俞穴（后正中线旁开 1.5 寸）	神经节段	病症
胸夹脊： 第 1～12 胸椎 棘突下旁开 0.5 寸	大杼	第 1 胸神经	急慢性咳喘，上臂后、尺侧痛，前臂、手腕、小指侧痛
	风门	第 2 胸神经	急慢性咳喘，上臂后、尺侧痛，心脏病
	肺俞	第 3 胸神经	急慢性咳喘，上臂后、尺侧痛，心脏病，感冒，鼻塞
	厥阴俞	第 4 胸神经	胆道疾病、呃逆、乳房痛
	心俞	第 5 胸神经	肝胆疾病、呃逆、乳房痛
	督俞	第 6 胸神经	肝、胆、胃疾病，胁肋痛
	膈俞	第 7 胸神经	肝、胆、胃、胰、十二指肠疾病，胁肋痛
		第 8 胸神经	肝、胆、胃、脾疾病，胁肋痛
	肝俞	第 9 胸神经	肝区痛、胃脘痛、宫颈炎
	胆俞	第 10 胸神经	肝区痛、胃脘痛、肾病、生殖系统疾病
	脾俞	第 11 胸神经	肝区痛，胃脘痛，胰腺、肾、膀胱、输尿管疾病，湿疹
	胃俞	第 12 胸神经	肝区痛，胃脘痛，小肠疾病、胰腺、肾、膀胱、输尿管疾病
腰夹脊： 第 1～5 腰椎 棘突下旁开 0.5 寸	三焦俞	第 1 腰神经	大肠、肛门、肾、输尿管疾病，髂腰肌、腹股沟、大腿前后上段酸麻痛
	肾俞	第 2 腰神经	大肠、肛门、肾、输尿管疾病，痛经，大腿前侧中段酸麻痛
	气海俞	第 3 腰神经	生殖系统疾病、尿路感染、腰痛、膝关节痛
	大肠俞	第 4 腰神经	前列腺炎，尿路感染，腰背痛，坐骨神经痛，大腿外侧、小腿内侧酸麻痛
	关元俞	第 5 腰神经	生殖系统疾病，小腿外侧、足内踝、足踇趾、足次趾麻痛，腓肠肌痉挛
骶夹脊： 第 1～5 骶椎 棘突下旁开 0.5 寸	小肠俞	第 1 骶神经	生殖系统疾病，小腿后、外侧、足小趾酸麻痛，腓肠肌痉挛
	膀胱俞	第 2 骶神经	生殖系统疾病，大小腿后侧、足底酸麻痛
	中膂俞	第 3 骶神经	生殖系统疾病、直肠疾病、肛门疾病
	白环俞	第 4 骶神经	生殖系统疾病、直肠疾病、肛门疾病
		尾神经	生殖系统疾病、直肠疾病、肛门疾病

针灸推拿及
解剖触诊技术

第四部分
四肢部常用体表标志及
触诊解剖定位

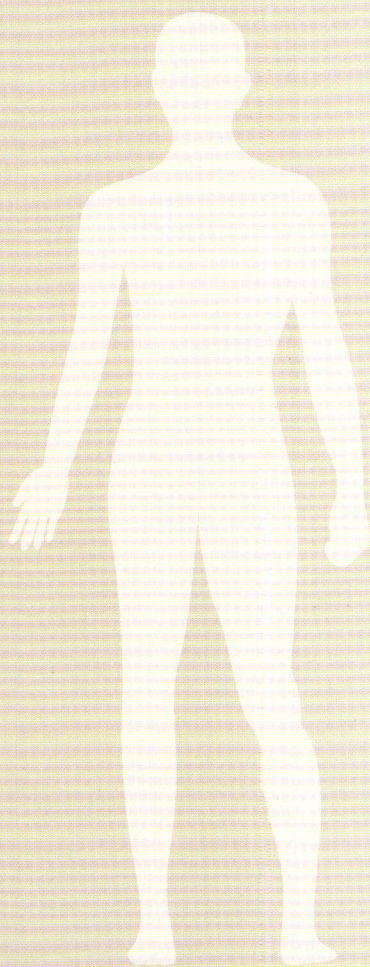

一、上肢部

（一）上肢部常用体表定位

1. 肩峰

肩峰位于锁骨的外侧端，是肩部的最高点（图4-1）。

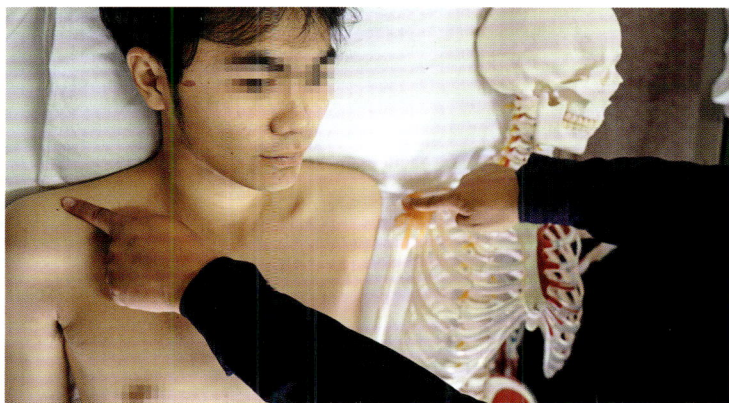

图 4-1　肩峰

2. 结节间沟

肱骨解剖颈外侧和前方各有一隆起，分别是肱骨大结节和肱骨小结节。结节间沟是肱骨大结节和肱骨小结节间的凹陷（图4-2）。结节间沟内通过肱二头肌腱长头腱。

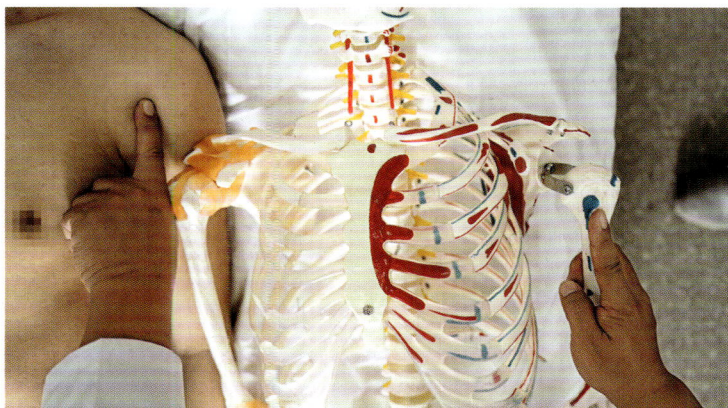

图 4-2　结节间沟

3. 肱骨大结节

肱骨大结节位于肩峰的外下方（图 4-3）。肱骨大结节向下延伸为大结节嵴。止于肱骨大结节的肌肉有冈上肌、冈下肌、小圆肌，止于肱骨大结节嵴的肌肉有胸大肌。

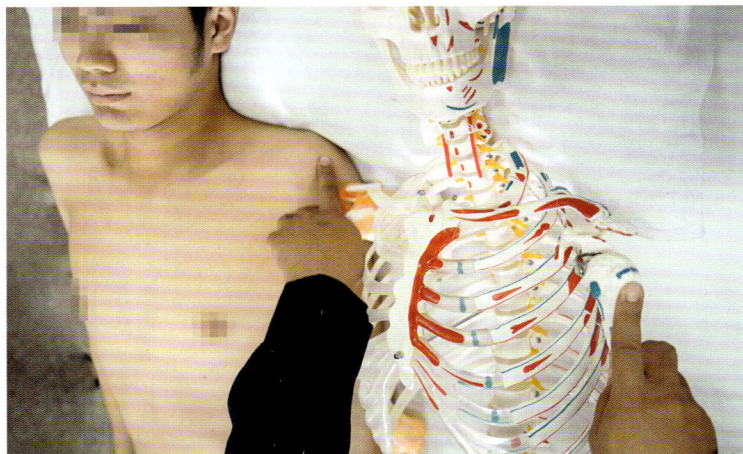

图 4-3　肱骨大结节

4. 肱骨小结节

肱骨小结节是肱骨前方的一个骨性凸起（图 4-4）。止于肱骨小结节的肌肉主要有肩胛下肌、背阔肌、大圆肌、肱二头肌、肱三头肌等。

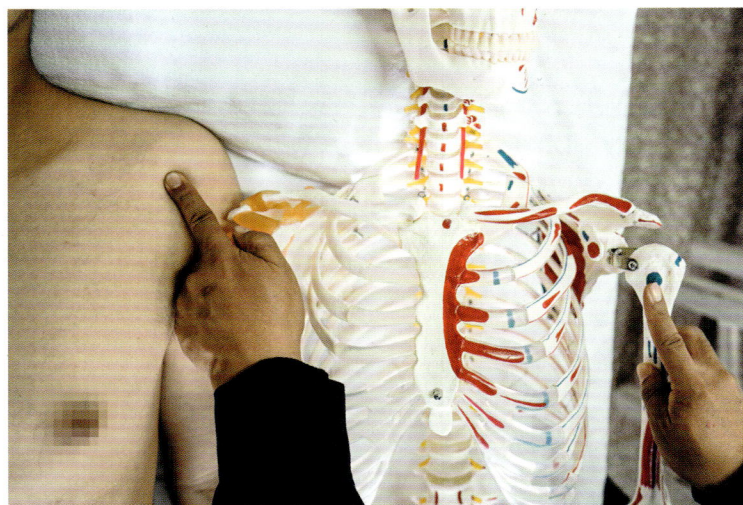

图 4-4　肱骨小结节

5. 三角肌粗隆

三角肌粗隆是从大结节嵴延伸出的骨性隆起，位于肱骨中央外侧面（图 4-5）。

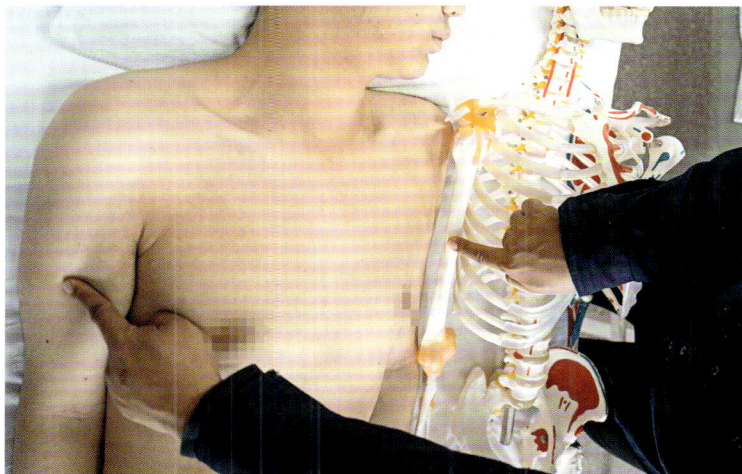

图 4-5　三角肌粗隆

6. 肱骨外上髁

肱骨外上髁位于肱骨小头的上外侧，即外侧髁上嵴远端的下方（图 4-6）。肱骨外上髁是前臂伸腕肌群的起点，桡侧腕长伸肌、桡侧腕短伸肌、指总伸肌、尺侧腕伸肌及肱桡肌均起于肱骨外上髁处。

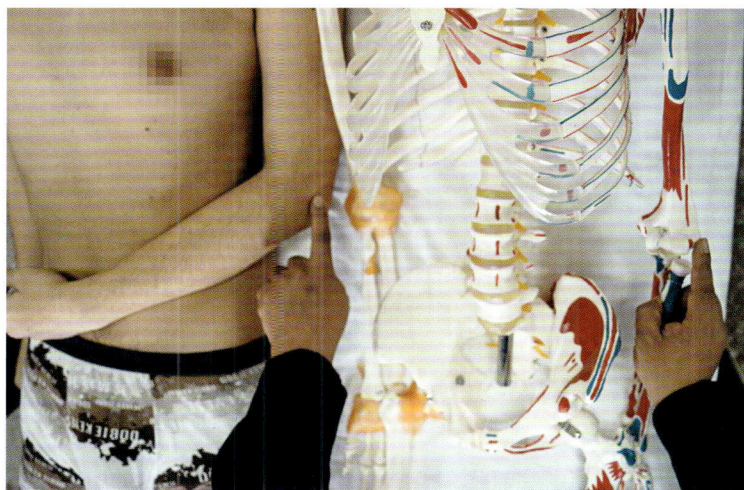

图 4-6　肱骨外上髁

7. 肱骨内上髁

肱骨内上髁是肘关节内侧稍上方的凸起（图4-7）。

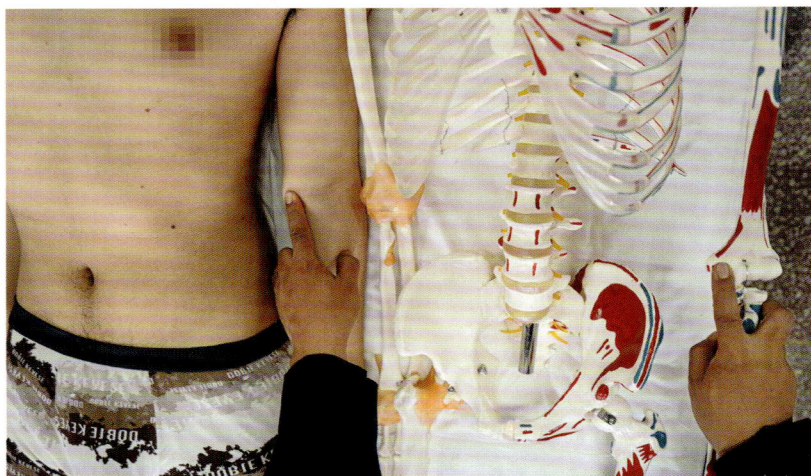

图4-7 肱骨内上髁

8. 桡骨头

桡骨位于人体的前臂外侧，与尺骨平行，分一体两端，上端膨大称桡骨头（图4-8）。桡骨头上面的关节凹与肱骨小头相关节，周围的环状关节面与尺骨相关节。

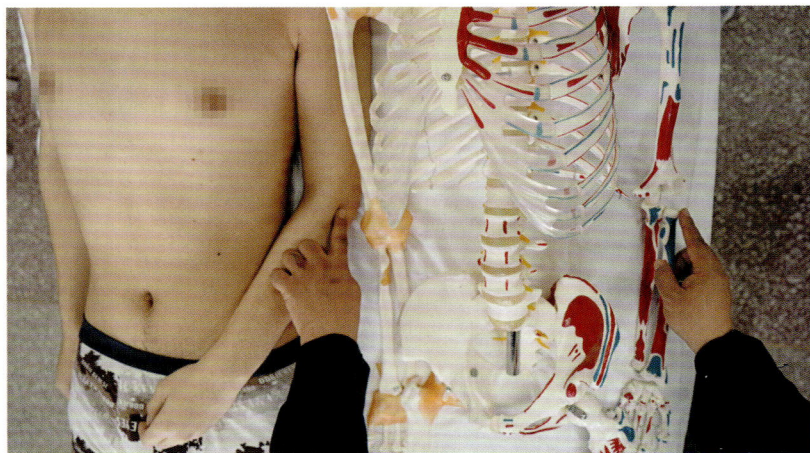

图4-8 桡骨头

9. 桡骨粗隆

桡骨头下方略细，称桡骨颈，颈的内下侧有凸起的桡骨粗隆（图 4-9）。

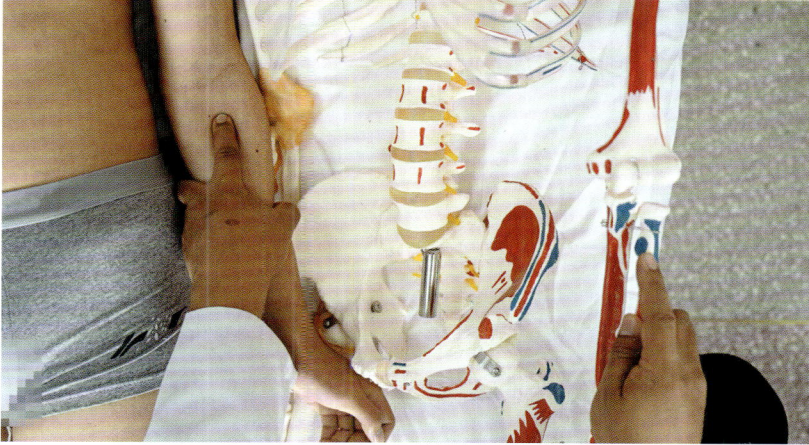

图 4-9　桡骨粗隆

10. 尺骨鹰嘴

尺骨鹰嘴在肘关节的最后方（图 4-10）。如果将患者肘关节完全屈曲，医者可以用手摸到。尺骨鹰嘴是肘关节后方最凸出的地方。

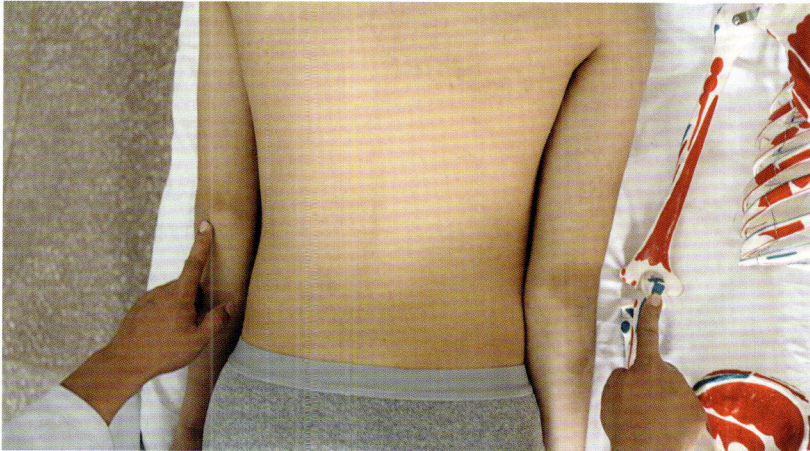

图 4-10　尺骨鹰嘴

11. 桡骨茎突

桡骨茎突是人体前臂靠近腕关节的一个骨性凸起，位于拇指一侧的腕关节附近，在靠近肘关节一侧的腕横纹与人体手腕脉搏搏动处的交叉点附近（图4-11）。

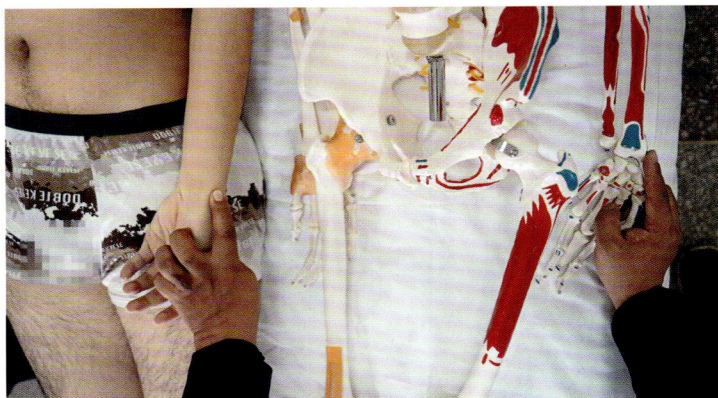

图4-11　桡骨茎突

12. 豌豆骨

豌豆骨指腕骨中如豌豆状的骨，是八块腕骨中最小的一块（图4-12）。豌豆骨为尺侧腕屈肌、小指展肌、腕横韧带、豆掌韧带和豆钩韧带附着处。

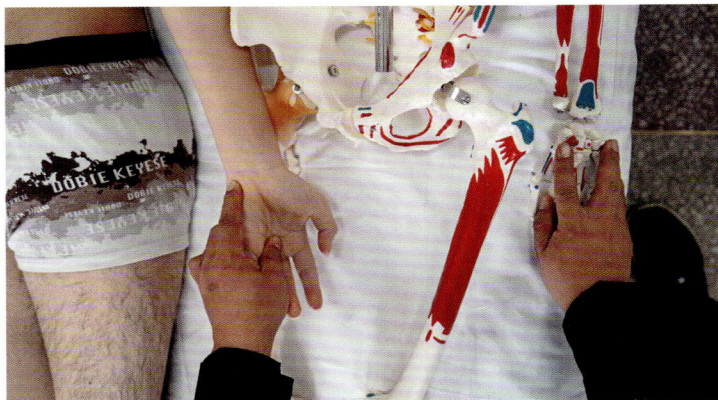

图4-12　豌豆骨

（二）上肢部触诊

1. 三角肌

【肌肉功能】外展肩关节；前部肌束可使肩关节前屈和旋内；后部肌束可使肩关节后伸和旋外。

【肌肉起止点】起点：锁骨外 1/3、肩峰、肩胛冈；止点：肱骨三角肌粗隆。

【触诊要点】肌肉整体印象见图 4-13。医者先确定肩峰位置，再确定三角肌粗隆位置。医者采用动态触诊法，嘱患者抵抗肩部的屈曲和（或）伸展，用手掌从肩峰沿肌腹向下触诊，继续触摸肌腹至肱骨外侧中部三角肌粗隆，以确定三角肌的合适位置。

【支配神经】腋神经。

【本肌说明】长时间手臂上举、外展姿势、直接撞击三角肌或三角肌注射等会导致本肌损伤。本肌损伤时，局部可出现压痛或有结节、条索状物。本肌损伤时，若患者做主动外展动作，局部疼痛加重，病程长者可见肌萎缩、肌无力。本肌是肩部所有运动的原动肌，在肩关节联合运动中，对稳定肩部起到了重要的作用。本肌所有纤维收缩时可外展肩关节。肩外展时，三角肌

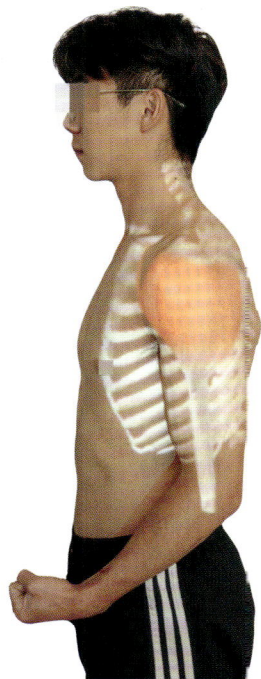

图 4-13　三角肌

收缩会使肱骨头向上移位，此时肩袖肌（冈上肌、冈下肌、小圆肌和肩胛下肌）向内下方牵拉肱骨头，防止肱骨头向上撞击肩峰或喙肩韧带。因此，本肌与肩袖肌形成拮抗，当三角肌和肩袖肌力量失衡后，易出现肩峰下撞击综合征。三角肌前部肌纤维和胸大肌协同作用，能屈曲和内旋肩关节；三角肌后部肌纤维与背阔肌、大圆肌协同作用，可以伸展和外旋肩关节。由于日常起居活动大多发生在身体前面，故三角肌前部肌纤维通常很发达，而后部肌纤维相对薄弱，当前部肌纤维出现紧张缩短，会限制肩关节的后伸。

2. 肱二头肌

【肌肉功能】屈肘、外旋前臂。

【肌肉起止点】起点：长头在肩胛骨盂上结节，短头在喙突；止点：桡骨粗隆。

【触诊要点】肌肉整体印象见图 4-14。医者先在锁骨中外 1/3 交界处向下一横指，可触及喙突的位置，再确定桡骨粗隆。患者取坐位做屈肘动作抗阻时，医者可在肘部触及肱二头肌腱和腱膜，在臂前面中央触及肱二头肌肌腹。

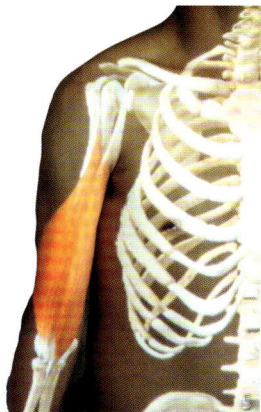

图 4-14　肱二头肌

【支配神经】肌皮神经。

【本肌说明】长时间做车间工作（如扭螺丝），手握重物突然上提，会导致本肌急、慢性损伤。肱二头肌长头和肱二头肌短头的相对附着点有助于稳定肩关节。人体在完成手臂屈曲动作时，肱二头肌短头和喙肱肌一起使臂内收，行走时使臂向前摆动。肱骨结节间沟内有肱横韧带，将肱二头肌长头腱限制在沟内，故活动时，肱二头肌长头腱易受摩擦。此外，由于结节间沟内的骨嵴、沟底不平和骨刺形成，以及结节间沟朝向前方，故当肩关节内旋时，肱二头肌长头腱更易损伤，一旦出现了肱二头肌长头腱损伤或弹响，就需要检查是否有外旋肌（冈下肌、小圆肌、后部三角肌）肌力下降、内旋肌（胸大肌、前部三角肌、肩胛下肌、背阔肌、大圆肌）张力增高等情况。肱二头肌止点桡骨粗隆处有一滑膜囊，若反复摩擦，可出现肿胀、炎性病变，会压迫下方的正中神经而引起相应的正中神经卡压症状。

3. 肱肌

【肌肉功能】屈肘。

【肌肉起止点】起点：肱骨下半前面；止点：尺骨粗隆。

【触诊要点】肌肉整体印象见图 4-15。患者取坐位或者仰卧位。医者嘱患者屈曲肘关节呈 90°，并放松上肢。医者定位尺骨粗隆，在尺骨粗隆向上 4cm 左右的肱二头肌表面滑动手指，当感觉到手下有落空感时，即触摸到肱肌的边缘。医者用手指继续在肱肌上方滑动至肘关节，放在肱二头肌远端的肌腱处，在其两侧触诊，感受深面的部分肱肌。

【支配神经】肌皮神经。

【本肌说明】本肌损伤与肱二头肌损伤机理基本一致，急性或慢性的过度使用会导致本肌损伤。本肌损伤后，可出现肘关节不能伸直的现象。肱肌、肱二头肌和肱桡肌收缩时，肘关节屈曲，三者属于协同肌；肱二头肌和肱肌均是快缩屈肌，使手臂能做大范围快速运动，且肱二头肌止于桡骨粗隆，肱肌止于尺骨粗隆，止点不同的结构特点将力量在力学传导过程中分散，从而进一步保护肌肉和肘关节。此外，肱肌的支配神经是肌皮神经，当肌皮神经穿过喙肱肌时，可能会造成卡压，从而使肱肌产生症状。肱肌还是桡管的构成组织之一，如果肱肌紧张，也可能造成穿过桡管的桡神经损伤。

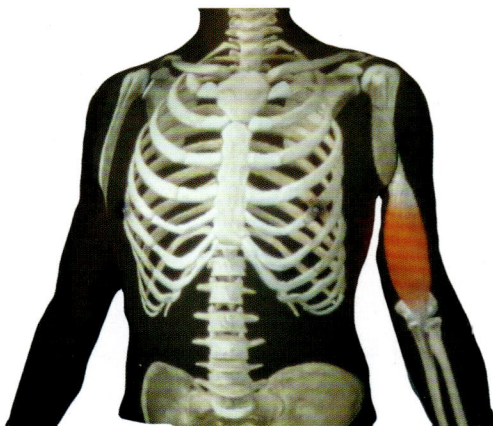

图 4-15　肱肌

4. 喙肱肌

【肌肉功能】使肩关节屈曲、内收。

【肌肉起止点】起点：肩胛骨喙突；止点：肱骨中部内侧。

【触诊要点】肌肉整体印象见图 4-16。患者取坐位或仰卧位。医者先定位喙突，然后嘱患者在屈肘的同时使肩关节外展 75°。医者将一手置于患者上臂内侧近端 1/2 处，另一手置于上臂远端，嘱患者抵抗外力，采用动态触诊轻柔地水平屈曲患者肩关节，感受喙肱肌的收缩。

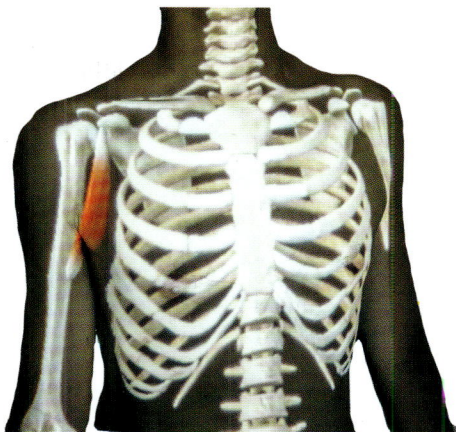

图 4-16 喙肱肌

【支配神经】肌皮神经。

【本肌说明】在身体前方上抬重物时可导致本肌损伤。在做打高尔夫球的挥杆动作时，也需要喙肱肌完成手臂运动。喙肱肌与肱二头肌同时收缩，使肩关节屈曲及内收。喙肱肌、背阔肌、大圆肌、胸大肌及肱三头肌长头协同作用，使肩关节内收。但在运动中，喙肱肌并不是主动肌，而是协助肩关节其他肌肉进行运动。喙肱肌与三角肌有类似的附着点，但三角肌附着于肱骨的外侧面，而喙肱肌附着于肱骨的内侧面，因此，喙肱肌是三角肌的拮抗肌。此外，喙肱肌对肩关节的稳定也具有重要作用，并在步行时协调手臂向前摆动。若喙肱肌紧张，可能会压迫相关神经（肌皮神经），进而导致肱二头肌、前臂和手部麻木。

5. 肱三头肌

【肌肉功能】伸肘，助肩关节伸展和内收。

【肌肉起止点】起点：长头在盂下结节，外内侧头分别在桡神经沟外上方、内下方；止点：尺骨鹰嘴。

【触诊要点】肌肉整体印象参照下图（图 4-17）。患者取坐位或俯卧位。医者先定位患者尺骨鹰嘴，在患者上臂探查肱三头肌外形和范围。医者一手在患者抗阻的情况下伸直患者肘关节，另一手从患者尺骨鹰嘴向近端滑动至肱三头肌腱。在患者收缩肱三头肌时，医者在其肌腱两侧探查内侧头和外侧头。

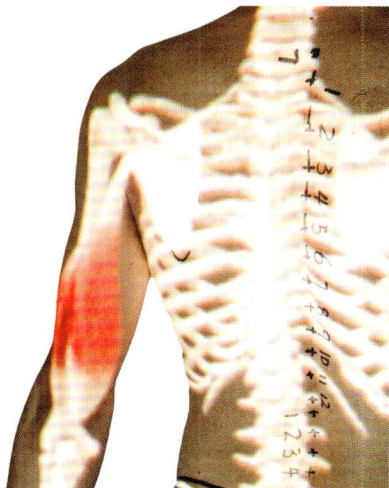

图 4-17 肱三头肌

【支配神经】桡神经。

【本肌说明】长期或者剧烈做俯卧撑会导致本肌损伤。与肱二头肌一样，肱三头肌是一种多关节肌，这两块肌肉都作用于肩关节和前臂，互相之间起拮抗作用。肱三头肌最主要的功能是伸展前臂，若要完成此动作，所有的肌纤维都要参与，肘肌通过将肘关节的滑膜拉出鹰嘴，协助完成前臂的伸展。肱三头肌长头参与组成四边孔，四边孔中穿行腋神经和旋肱后血管，故本肌过度收缩易诱发四边孔综合征，出现卡压腋神经症状（如肩部疼痛）。肱三头肌内侧头和肱三头肌外侧头起始段是桡神经管的起始点，若此处的肱三头肌受损，可造成桡神经损伤。

6. 肘肌

【肌肉功能】伸肘。

【肌肉起止点】起点：肱骨外上髁；止点：尺骨上部后面。

【触诊要点】肌肉整体印象见图4-18。患者取坐位或俯卧位。医者将触诊手指置于患者尺骨鹰嘴和肱骨外侧髁之间，嘱患者伸直前臂以抵抗肘关节处的阻力。此时，医者可感受肘肌张力的变化。

【支配神经】桡神经。

【本肌说明】长时间做车间工作（如扭螺丝）容易导致本肌损伤，疼痛位于肘部附近，特别是在肘部骨骼和肌肉连接的地方出现外上髁区域性疼痛，故本肌也是肱骨外上髁炎时常损伤的肌肉之一。肘肌主要协助肱三头肌使肘关节伸展，还可以在内、外侧方向上帮助稳定肘关节。

7. 肱桡肌

【肌肉功能】屈肘。

【肌肉起止点】起点：肱骨外上髁上方；止点：桡骨茎突。

【触诊要点】肌肉整体印象见图4-19。患者取坐位。医者握住患者的手让其在对抗的情况下屈肘，即可看到肱桡肌在前臂外侧凸起。若凸起

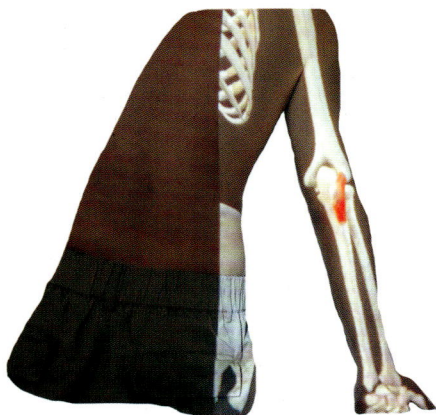

图4-18　肘肌

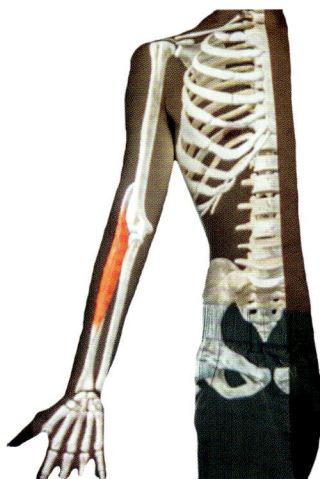

图4-19　肱桡肌

不明显，医者一手放在患者肱骨外上髁嵴，并滑向远方。在患者保持对抗的情况下，医者另一手触摸其表浅的肌腹，用手指夹住该肌腹并尽可能地滑向远方，随着它逐渐变为肌腱，可用手指弹拨其走向桡骨茎突的远端肌腱。

【支配神经】桡神经。

【本肌说明】前臂位于旋前及旋后的中间位置时抬举重物容易导致本肌损伤。本肌损伤时，前臂屈曲无力，当前臂做伸展时，前臂的旋前动作受限。肱桡肌、肱二头肌、肱肌都能屈肘，但肱桡肌的起点更靠近关节处，且当前臂处于中立位时，肌肉起点和止点在一条直线上，有助于最有力地屈肘，以及更有效地提举重物。此外，肱桡肌可协助前臂旋前和旋后，使前臂回到中立位。

8. 旋前圆肌

【肌肉功能】使前臂旋前，屈肘。

【肌肉起止点】起点：肱骨内上髁和尺骨冠状突；止点：桡骨外侧中部。

【触诊要点】肌肉整体印象见图4-20。患者取坐位，肘关节屈曲，手臂放松置于大腿上，前臂旋转至完全旋前和完全旋后的中间位。医者面向患者而坐，先确定患者肱骨内上髁和尺骨冠状突，然后一手置于患者前臂前侧近端，另一手置于患者前臂前侧远端，靠近腕关节。医者用中等强度阻力对抗患者经桡尺关节旋前前臂，感受旋前圆肌的收缩，可沿一附着点至另一附着点，从垂直方向轻弹肌纤维，以确定触诊到全部肌腹。

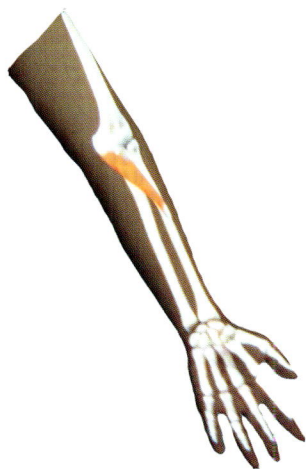

图4-20　旋前圆肌

【支配神经】正中神经。

【本肌说明】打网球正手击出上旋球，用右手持螺丝刀拧松螺丝，在普通标准键盘上打字需要长时间保持前臂旋前的姿势时，均会导致本肌损伤。旋前圆肌跨过前臂近端和桡侧腕屈肌的外侧。旋前圆肌旋转前臂可使手掌面朝下。本肌也有助于屈肘。伸肘时，旋前圆肌必须伸展，收缩才能使前臂旋转，此时可能会刺激其起点的肱骨内上髁。

9. 旋前方肌

【肌肉功能】使前臂旋前，即从手掌向上翻转到掌心向下的动作。本肌与旋前圆肌协同作用，主要参与前臂的旋转动作。

【肌肉起止点】起点：尺骨远端勹侧；止点：桡骨远端前方。

【触诊要点】肌肉整体印象见图 4–21。患者取坐位或仰卧位，前臂旋后（掌心向上）并放松。医者拇指深压于患者前臂远端掌面（腕横纹近端 3 ～ 5cm 处，桡骨与尺骨之间的骨间隙），嘱患者抗阻旋前（如试图转掌心向下），可感知深层紧贴骨面的扁带状肌肉收缩。因该肌位置深且被指浅屈肌覆盖，触感常不明显，需与近端较表浅的旋前圆肌区分（后者收缩范围更大且靠近肘部）。

【支配神经】正中神经。

【本肌说明】旋前方肌是位于前臂屈肌室的一块四边形肌肉，它从尺骨前表面的下 1/4 横向穿过，至桡骨前表面的下 1/4。它的一些较深的纤维附着在桡骨的尺骨切迹上方的三角区域，故较难触诊。

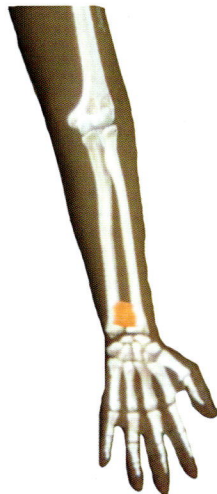

图 4–21　旋前方肌

10. 桡侧腕屈肌

【肌肉功能】屈肘，屈腕，使腕外展、前臂旋内。

【肌肉起止点】起点：肱骨内上髁；止点：第 2、第 3 掌骨基底部。

【触诊要点】肌肉整体印象见图 4–22。患者取坐位，使腕关节屈曲，并偏向桡侧（外展）。医者先定位肱骨内上髁及桡侧腕屈肌腱，一手支撑住患者腕部近端，另一手施加力量使患者腕关节伸展并偏向尺侧，同时用示指触诊患者桡侧腕屈肌腱。

【支配神经】正中神经。

【本肌说明】桡侧腕屈肌在 3 块浅表腕屈肌中的位置最靠外，位于肱桡肌外侧。桡侧腕屈肌对腕部有双重作用。第一个作用是与起自肱骨内上髁的其他肌肉协同作用，屈曲腕部。前臂旋后时，这种功能更强

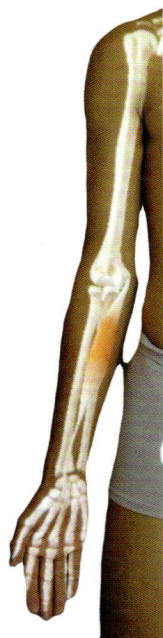

图 4–22　桡侧腕屈肌

大，如手掌展平向上托拿小托盘、做类似打保龄球动作时，都需要以前臂旋后位强力屈腕。第二个作用是桡偏（外展）腕部。此时，桡侧腕屈肌、桡侧腕长伸肌和桡侧腕短伸肌，以及一些运动拇指的肌肉协同作用。例如，铲或投掷铁饼时的最后一个动作就启动了桡侧腕屈肌。

11. 尺侧腕屈肌

【肌肉功能】屈腕，使腕尺偏。

【肌肉起止点】起点：肱骨内上髁、尺骨后方；止点：豌豆骨、钩骨钩、第 5 掌骨。

【触诊要点】肌肉整体印象见图 4-23。患者取坐位。由于尺侧腕屈肌有 2 个肌头，肱骨肌头附着于肱骨内上髁，尺骨肌头附着于鹰嘴内侧缘和尺骨后缘上 2/3 处，故触诊时，医者先定位肱骨内上髁及尺骨鹰嘴内侧缘，再定位远端肌腱，医者一手支撑住患者腕部近端上方，另一手施加力量使患者腕关节伸展并偏向桡侧，即可充分暴露肌腱，三者连线之间的区域即尺侧腕屈肌。

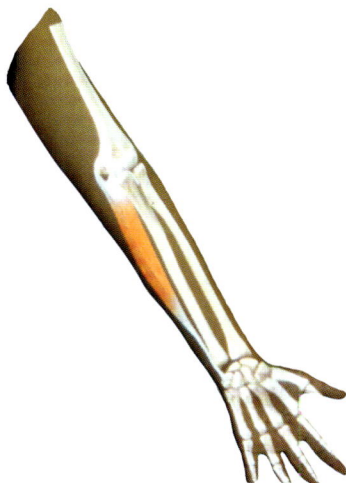

图 4-23　尺侧腕屈肌

【支配神经】尺神经。

【本肌说明】尺侧腕屈肌是 3 块浅表腕屈肌中最内侧的一块，其外侧是掌长肌。和桡侧腕屈肌一样，尺侧腕屈肌对腕关节也有两个作用。当前臂处于旋后位时，手掌向上托举物体及做低手投球动作时，尺侧腕屈肌力量最强。当腕关节尺偏（内收）时，尺侧腕屈肌与桡侧腕屈肌为拮抗肌，在直臂活动时，本肌肉有维持肘关节稳定性的作用。

12. 拇长展肌

【肌肉功能】外展拇指。

【肌肉起止点】起点：尺桡骨后面及骨间膜；止点：第 1 掌骨基底。

【触诊要点】拇短伸肌和拇长展肌的肌腱一起行于桡骨桡侧面并构成鼻烟窝结构的下边界。当拇指伸直时，拇长展肌处于最前面的位置。

【支配神经】桡神经。

【本肌说明】急性外力损伤、慢性劳损容易导致本肌损伤。本肌损伤时，可表现为腕关节内收受限、手腕痛、桡骨茎突狭窄性腱鞘炎、小臂酸困不适等。拇长展肌位于旋后肌正远端，从尺骨至桡骨斜行穿过，止于第 1 掌骨。这块肌肉与拇长伸肌、拇短伸肌一起形成鼻烟窝的边界。鼻烟窝位于桡骨茎突的正远端和后方。拇长展肌与其他鼻烟窝肌一起，参与铲、打保龄球和高尔夫球等腕部活动。拇长展肌收缩时，向远离手掌方向拉动拇指。这是发生在第 1 腕掌关节处的后伸和外展组合运动。拇指内收和外展的独特之处在于，它们是沿冠状轴在矢状面上完成的运动。此外，第 1 腕掌关节是人体中唯一的鞍状关节，能专门完成抓握动作。由于拇长展肌位于拇指的前部，故可以协助屈腕及腕桡侧偏斜。

（三）上肢部神经、血管及其他组织

1. 神经（上肢部神经为臂丛终末支）

（1）肌皮神经（来自外侧束）：从肱二头肌和肱肌之间穿过，到达上臂外侧，并继续走行至前臂。该神经支配前臂外侧的感觉（前臂外侧皮神经）及上臂屈肌（肱二头肌、喙肱肌和肱肌）。

（2）腋神经（来自后束）：是臂丛后束的终末支。该神经在肩胛下肌外侧缘出现，沿肱骨外科颈后侧面走行。腋神经与旋肱后动脉伴行，从小圆肌（上界）、大圆肌（下界）、肱二头肌长头（内侧界）和肱骨近端（外侧界）围成的四边结构中穿过。该神经支配下侧、外侧和前侧肩关节囊，肱骨头，上段肱骨颈，以及三角肌上覆皮肤的感觉功能。腋神经还支配三角肌和小圆肌的运动功能。

（3）桡神经（来自后束）：持续走行在腋动脉的后方，然后缠绕肱骨，并发出分支支配上臂伸肌。该神经在肘部外上髁前方穿过后，继续走行进入前臂，支配前臂及手部的伸肌。其感觉支支配前臂和手的背侧及上臂部分。

（4）正中神经（来自外侧束和内侧束）：沿腋动脉的后外侧表面走行，然后沿肱动脉内侧下行。该神经途经并支配前臂屈肌，然后穿过腕管，支配手部的运动和感觉功能。

（5）尺神经（来自内侧束）：最初紧邻肱动脉沿上臂内侧下行，并在上臂远端偏离肱动脉后，从肘部肱骨内上髁后方穿过进入前臂，沿尺骨走行并在此发出分支支配部分前臂屈肌，然后沿尺动脉走行，穿过手腕尺侧腕屈肌深部并进入手部，支配手部的运动和感觉功能。

（6）肩胛上神经：起自臂丛上干，沿肩胛舌骨肌走行至肩胛骨，沿肩胛冈外侧缘而过，终止于冈下肌。它支配大部分后方、内侧和上方肩关节囊的感觉功能，以及关节盂、肩峰和肩胛后表面，也支配冈上肌和冈下肌。

（7）肋间臂神经：是第2肋间神经的外侧皮肤分支，并不属于臂丛。它在腋中线离开第2肋间隙，穿过前锯肌进入腋窝的皮下组织。该神经与臂内侧皮神经（尺神经的分支）一起支配腋窝和上臂内侧面的感觉功能。

2. 血管

（1）动脉：具体如下。

1）腋动脉：于第1肋的外侧缘接锁骨下动脉，经腋窝至背阔肌下缘处接肱动脉。分支主要分布到肩肌、胸肌、背阔肌和乳房。

2）肱动脉：沿肱二头肌内侧沟与正中神经伴行，至肘窝分为桡动脉和尺动脉。

3）桡动脉：在前臂桡侧与桡骨平行下降，上段位于肱桡肌的深面，下段在肱桡肌腱与桡侧腕屈肌腱之间下行，在腕部于皮下可摸到搏动，为中医学临床切脉部位。有的人桡动脉变异，其下段走行于桡骨背面，中医学称反关脉。桡动脉的下端绕桡骨茎突至手背，再穿第1掌骨间隙入手掌侧深面，参与组成掌深弓。桡动脉的分支如下。

①掌浅支：在桡腕关节处起自桡动脉，入手掌参与组成掌浅弓。掌浅弓位于手掌屈肌腱的浅面，由尺动脉的终支和桡动脉的掌浅支吻合而成。掌浅弓的凸侧发出4条动脉，桡侧的3条称为指掌侧总动脉，每支又分为2条指掌侧固有动脉，分布于第2～5指的相对缘，最内侧的1条供应小指内侧缘。

②拇主要动脉：分为3条分布到拇指和示指桡侧。

4）尺动脉：在前臂尺侧腕屈肌和指浅屈肌之间下行，入手掌。其终支与桡动脉的掌浅支吻合成掌浅弓。尺动脉的主要分支是掌深支，掌深支与桡动脉的终支组成掌深弓。掌深弓位于手掌屈肌腱的深面，由尺动脉的掌深支和桡动脉的终支吻合而成，其凸侧发出3条动脉，与掌浅弓的指掌侧总动脉吻合。

5）锁骨下动脉：右侧起自头臂干，左侧起自主动脉弓，出胸廓上口弯向外，在锁骨与第1肋之间通过，到第1肋外缘处移行为腋动脉。

（2）静脉：分别起于手背静脉网的外侧和内侧。

1）腋静脉：是贵要静脉的直接延续，起始于大圆肌下缘，上行至第1肋外侧缘，延续为锁骨下静脉。在肩胛下肌附近，肱静脉汇入腋静脉，而在腋静脉近侧端，又有头静脉汇入，其他属支与腋动脉分支伴行。腋静脉位于腋动脉的内侧，部分与之重叠，它们之间有胸内侧神经、臂丛内侧束、尺神经和前臂内侧皮神经走行。臂内侧皮神经位于腋静脉内侧，腋淋巴结的外侧组位于其后内侧。在接近其远端处有一对瓣膜，这类瓣膜也可在头静脉和肩胛下静脉末端。

2）锁骨下静脉：是腋静脉的直接延续，自第1肋外侧缘延伸至前斜角肌内侧缘，在此处与颈内静脉汇合成头臂静脉，其前方有锁骨和锁骨下肌，后上方有锁骨下动脉，二者被前斜角肌和膈神经间隔，下方有第1肋和胸膜。该静脉常在距其末端约2cm处有1对瓣膜。其属支有颈外静脉、肩胛背静脉，有的还有颈前静脉，偶尔会有来自头静脉的小属支在锁骨前方上行。在锁骨下静脉与颈内静脉汇合处，左锁骨下静脉接受胸导管，右锁骨下静脉接受右淋巴导管。

3）肱静脉：从腋静脉发出后，沿肱二头肌内侧沟下行。此沟是肱二头肌和肱三头肌之间的一个凹槽，可以在体表触及。肱静脉就此凹槽下行，直至肘窝处，与贵要静脉和头静脉汇合，形成腋静脉的延续。

4）头静脉：位于肘的前面，肱桡肌和肱二头肌间沟的浅面上行，跨过前臂外侧皮神经的浅面，行于肱二头肌外侧，至胸大肌和三角肌之间时，与胸肩峰动脉的三角肌支相毗邻，继而进入锁骨下窝，经胸大肌锁骨头后方，穿过胸锁筋膜，越过腋动脉，在锁骨下水平汇入腋静脉。有时头静脉可通过一锁骨前的静脉支与颈外静脉相连。有的肘正中静脉较粗大，可将大部分血液自头静脉输送至贵要静脉，此时，头静脉近端可缺失或变细。

3. 其他组织

淋巴管：走行遵循一种惯常的模式，浅淋巴管与静脉伴行，深淋巴管与动脉伴行。

二、下肢部

（一）下肢部常用体表定位

1. 坐骨结节

站立位时，坐骨结节为臀大肌覆盖，医者沿臀下皱襞内侧微向上处即可摸到。坐位时，双侧坐骨明显隆起的弓形骨突即为坐骨结节。坐骨结节可横向分成上、下两个区域。上区域被一条斜线再分成上外侧和下内侧。下区于坐骨下部弯曲变窄，被一条不规则的垂直线分成外侧和内侧区（图4-24）。

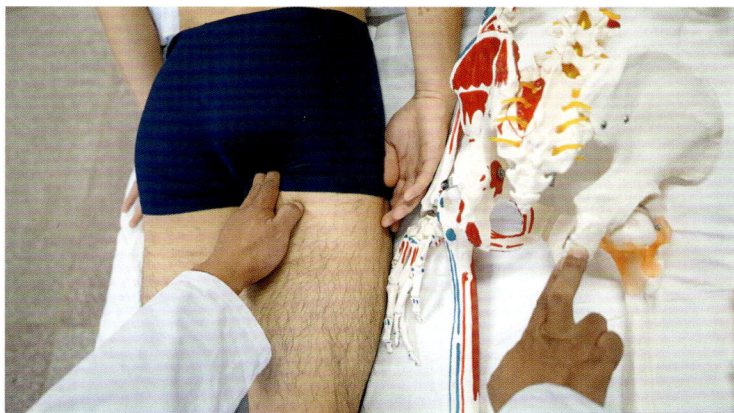

图4-24　坐骨结节

2. 股骨大转子

股骨大转子位于髂结节下方一手掌宽处（图 4-25）。其后上部为股骨大转子尖，相当于髂前上棘至坐骨结节连线之中点。

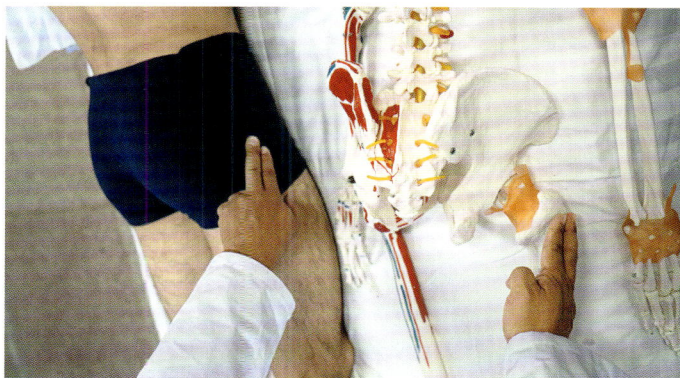

图 4-25　股骨大转子

3. 股骨内侧髁

股骨内侧髁位于股骨远端，即大腿骨的下部，与膝关节的胫骨平台内侧部分形成关节（图 4-26）。它是构成膝关节内侧间室的重要结构，对维持膝关节的稳定性和运动功能至关重要。

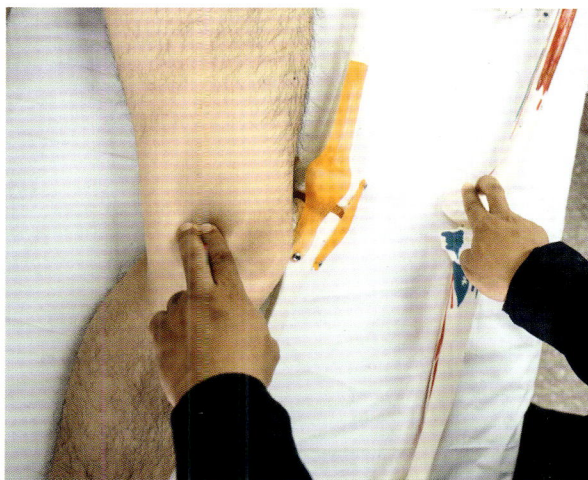

图 4-26　股骨内侧髁

4. 股骨外侧髁（图 4-27）

股骨外侧髁位于膝关节的外侧，是股骨的重要组成部分，与胫骨的外侧平台形成膝关节的外侧关节面。

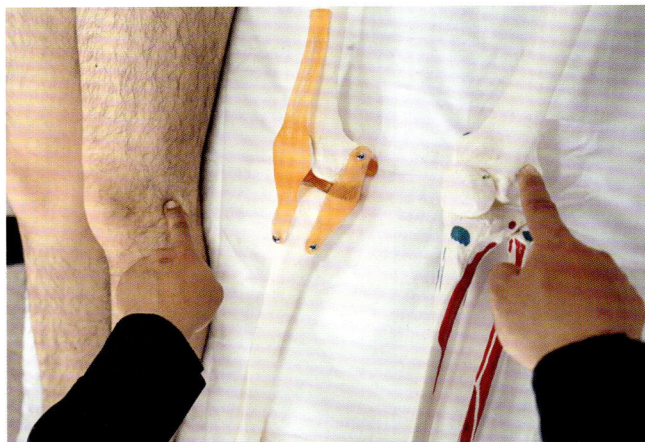

图 4-27　股骨外侧髁

5. 胫骨内侧髁

胫骨内侧髁位于膝关节的内侧（图 4-28）。当两腿膝关节伸直靠拢的时候，胫骨内侧髁也基本靠拢。胫骨内侧髁是膝关节的下平面，与胫骨外侧髁共同构成胫骨平台。胫骨内侧髁上面是内侧半月板，前交叉韧带附着在上面。胫骨内侧髁的内侧面有内侧副韧带附着。

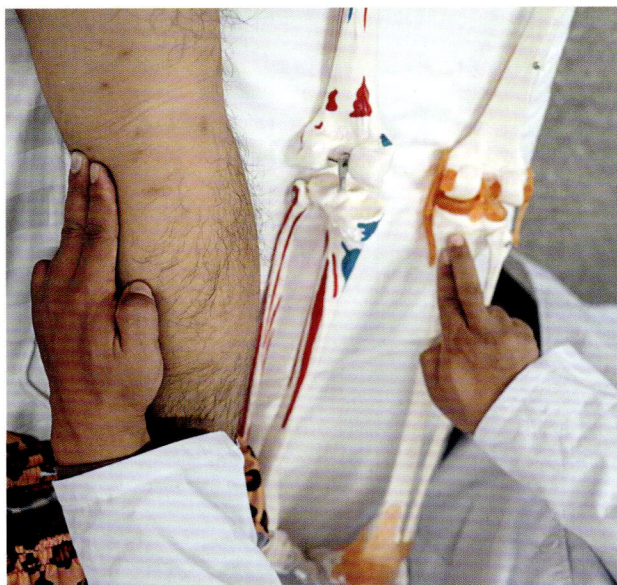

图 4-28　胫骨内侧髁

6. 腓骨小头

腓骨是小腿双骨之一，位于小腿的外侧部，细长，分为一体和两端。腓骨上端膨大处称为腓骨小头，皮表可扪及（图4-29）。腓骨小头内上面有关节面与胫骨上端外面的关节面相关节，腓骨小头下方缩细处称为腓骨颈。腓骨体形状不规则，其骨间嵴与胫骨同名嵴相对，为骨间膜的附着处。腓骨下端也稍膨大，称为外踝。外踝的内面有呈三角形的关节面，和胫骨下端的关节面共同构成关节窝，与距骨相关节。

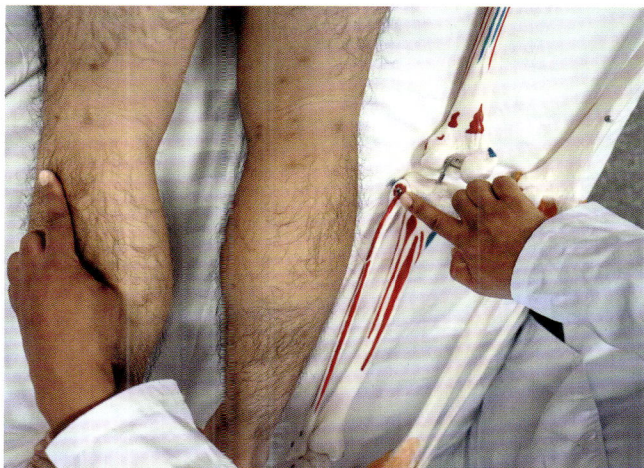

图 4-29　腓骨小头

7. 内踝尖

内踝尖为胫骨下端内下方的凸起部位，是足部与腿部胫骨和腓骨连接的踝关节附近的内侧隆起，在体表可扪及（图4-30）。

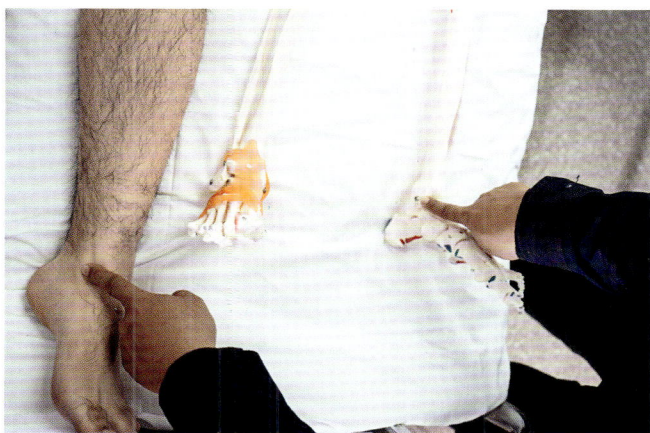

图 4-30　内踝尖

8. 外踝尖

外踝尖是外踝向外侧的凸起处（图4-31）。

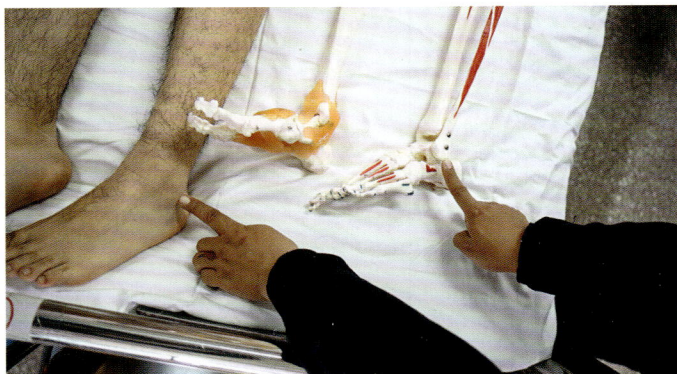

图 4-31　外踝尖

9. 足跟

足跟主要由跟骨构成（图 4-32）。跟骨是足部最大的一块骨头，形状近似长方形或不规则四边形，位于足的后下部。它的上、前、外三面被肌肉和肌腱包裹，而下面则与足底筋膜紧密相连。跟骨的主要功能是支撑体重，并在行走、跑步和跳跃等活动中起到缓冲作用。

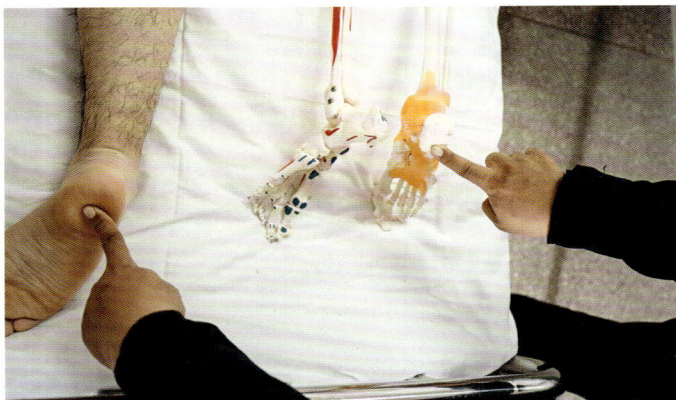

图 4-32　足跟

（二）下肢部触诊

1. 臀大肌

【肌肉功能】伸展髋关节、外旋髋关节、外展髋关节（上部纤维）、内收髋关节（下部纤维）。

【肌肉起止点】起点：髂骨翼外面及骶骨、尾骨背面；止点：股骨臀肌粗隆和髂胫束。

【**触诊要点**】肌肉整体印象见图 4-33。患者取仰卧位。医者定位骶骨外侧缘及股骨大转子，从骶骨外缘开始触摸，指尖向外侧和远端滑动至大转子，沿其汇合于髂胫束的肌纤维方向触诊，嘱患者轻轻抵抗伸展髋关节，以便确认正确的触诊位置。

【**支配神经**】臀下神经、第 5 腰神经至第 2 骶神经。

【**本肌说明**】爬坡、游泳等使身体向上、向前推动的动作会导致本肌损伤。此外，臀部肌内注射、外伤亦可引起本肌损伤。臀大肌是身体中最有力的肌肉之一，位于臀中肌浅层，其浅层平行纤维在汇入髂胫束前将胸腰筋膜、髂骨和骶骨连结至大转子。当下肢固定时，强大的臀大肌可挺直躯体，并与腘绳肌群一起将骨盆向后牵拉。在姿势上，臀大肌起着拉紧骨盆、髋关节和膝关节的作用。臀大肌和腹直肌一起使骨盆向后倾，以拮抗腰方肌、腰大肌、髂肌和其他屈髋肌的力量。臀大肌无力会导致骨盆前倾，而臀大肌紧张会使骨盆后倾。在远端，臀大肌借助髂胫束止于胫骨的外侧髁，可稳定髋关节和膝关节外侧。臀大肌上部纤维外展髋关节，而下部纤维内收髋关节。这种相反作用强化了髋关节的稳定性，使臀大肌的产力集中在矢状面，特别是在伸髋关节时，臀大肌在部分情况下处于离心收缩状态，即臀大肌在被拉长的状态下发挥作用，这样可以控制身体的运动，如弯腰、前倾、下楼梯等动作。臀大肌和腘绳肌收缩能伸展髋关节，而当臀大肌无力时，腘绳肌就会代偿过度使用，最终导致损伤；当臀大肌无力，而腘绳肌代偿不足时，人走路的姿态会出现上身后仰，呈现反 "C" 形状，这是因为上身后仰时，伸髋幅度不足，此时膝关节就会过度伸直来弥补这种不足，从而导致膝超伸。

2. 臀中肌

【**肌肉功能**】外展髋关节、屈曲髋关节（前部纤维）、内旋髋关节（前部纤维）、伸展髋关节（后部纤维）、外旋髋关节（后部纤维）。

【**肌肉起止点**】起点：前、后臀线之间的髂骨外面；止点：股骨大转子外侧面。

【**触诊要点**】肌肉整体印象见图 4-34。患者取俯卧位。医

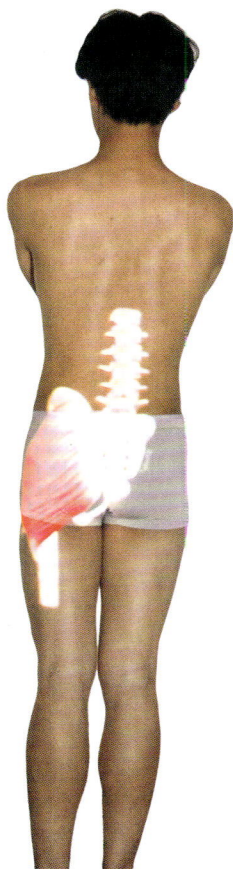

图 4-33　臀大肌

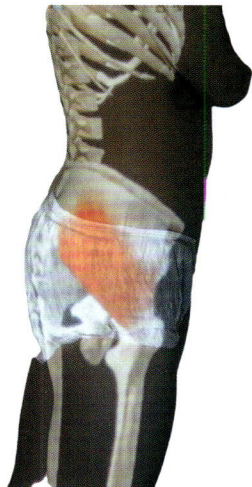

图 4-34　臀中肌

者先定位髂嵴外侧缘，再定位股骨大转子，从髂嵴外侧缘开始往股骨大转子方向触诊，方法与臀大肌触诊方法相同。触诊时，医者嘱患者轻轻抵抗外展髋关节，以便确认正确的触诊位置。

【支配神经】臀上神经、第 4 腰神经至第 1 骶神经。

【本肌说明】行走、下蹲、弯腰等动作拉伸肌肉不当容易导致本肌损伤。臀中肌位于臀小肌浅面和臀大肌深面，是髋关节外展的原动肌。臀中肌的形状、纤维走向和功能类似于肩关节的三角肌，可外展、屈曲、内旋、伸展及外旋髋关节。当足从地面抬起时，承重于下肢的臀中肌会收缩以防骨盆向对侧倾斜。站立时，髋关节由臀中肌、臀小肌和腰方肌的协同作用维持稳定，这种作用有助于髋关节和下肢其他结构的对线；若这些肌肉出现损伤、无力，患者单腿站立则无法保持骨盆位于身体中心位置，在站立、行走或跑步时，骨盆横向移动，导致"鸭步"，呈蹒跚摇摆步态。臀中肌长期无力会造成其协同肌阔筋膜张肌负荷增加，这种长期的失衡状况也会造成与阔筋膜张肌下部相连的髂胫束紧张，易引起膝盖外侧疼痛等问题。

3. 臀小肌

【肌肉功能】外展髋关节、内旋髋关节、微屈髋关节。

【肌肉起止点】起点：前、下臀线之间的髂骨外面；止点：股骨大转子前缘。

【触诊要点】肌肉整体印象见图 4-35。医者站在患者身侧，面向其大腿，用指尖扪及患者髂嵴前缘的外侧，从内侧沿肌纤维方向向大转子触诊，并止于大转子前缘。触诊时，医者嘱患者轻轻抵抗内旋髋关节，以便确认正确的触诊位置。

【支配神经】臀上神经、第 4 腰神经至第 1 骶神经。

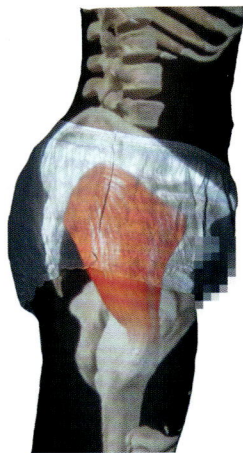

图 4-35　臀小肌

【本肌说明】臀小肌位于臀中肌的深部稍前方，是外展髋关节的原动肌。由于臀小肌前部起点在髂骨前，止于股骨大转子，故能屈曲和内旋髋关节，其作用类似于肩关节的三角肌前部纤维。

4. 梨状肌

【肌肉功能】外旋、外展髋关节。

【肌肉起止点】起点：第 2～5 骶椎前侧面；止点：股骨大转子。

【触诊要点】肌肉整体印象见图 4-36。患者取俯卧位。医者先定位患者尾骨和髂后上棘，找到两者连线的中点，再定位股骨大转子，从尾骨和髂后上棘连线的中点到大转子的连线就是梨状肌的走行路线。为了确认梨状肌及感受它的张力，医者可以让患者屈膝 90°，通过旋转患者髋关节来感受梨状肌的收缩。

【支配神经】骶丛。

【本肌说明】遭受间接外力作用，如闪扭、下蹲、跨越等容易导致本肌损伤。髋关节深部有 6 块外旋肌（梨状肌、上孖肌、下孖肌、股方肌、闭孔内肌、闭孔外肌），具有类似于肩部的肩袖肌（冈上肌、冈下肌、小圆肌和肩胛下肌）的作用，可将髋关节稳定在大转子处。当下肢悬空时，髋关节深部 6 块外旋肌可使股骨转向外。当下肢承受重量时，这些肌肉可防止膝外翻，即防止股骨内旋。髋关节深部 6 块外旋肌紧张，特别是梨状肌紧张时，会压迫坐骨神经，导致下肢疼痛、无力和感觉异常。梨状肌牵拉损伤可引起局部充血、水肿、肌痉挛，刺激或压迫坐骨神经，导致局部疼痛、活动受限和下肢放射性痛麻等。

5. 股四头肌

【肌肉功能】近固定时，股直肌可使髋关节屈，整体收缩可使膝关节伸；远固定时，整体收缩使大腿在膝关节处伸，维持人体直立姿势。

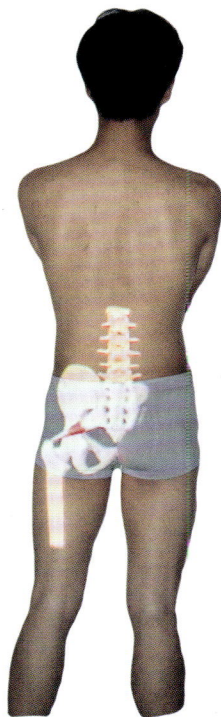

图 4-36　梨状肌

【肌肉起止点】起点：股直肌起自髂前下棘，股中间肌起自股骨体前面，股内侧肌起自股骨粗线内侧唇，股外侧肌起自股骨粗线外侧唇。止点：四个头合并成一条肌腱包绕髌骨，向下形成髌韧带止于胫骨粗隆。

【触诊要点】肌肉整体印象见图 4-37～图 4-40。股直肌（图 4-37）：患者髋外旋、伸膝，医者触及患者髌骨近端，指尖从外侧或从内侧开始向近端滑动，并推开股直肌，对准股骨干向股直肌深部触诊，嘱患者轻轻抵抗伸膝，以便确认正确的触诊位置。股中间肌（图 4-38）：患者屈膝、髋微外旋，医者从患者髌骨上端向髂前上棘触诊，从内侧或外侧推开正中的股直肌向深部触诊，嘱患者轻轻抵抗伸膝，可感觉股中间肌的收缩。股内侧肌（图 4-39）：患者取仰卧位。医者指尖扪及患者髌骨近端，指尖向内侧及近端滑动至缝匠肌，沿股内侧肌斜行纤维向近端和后端触及缝匠肌的深部，嘱患者轻轻抵抗伸膝，以便确认正确的触诊位置。股外侧肌（图 4-40）：患者髋外旋、伸膝，医者手掌从患者股骨大转子向远端滑动至大腿外侧，在髂胫束的前后扪及股外侧肌的斜行纤维，嘱患者轻轻抵抗伸膝，以便确认正确的触诊位置。

【支配神经】股神经。

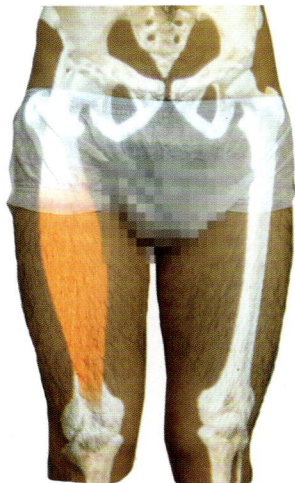

图 4-37　股直肌

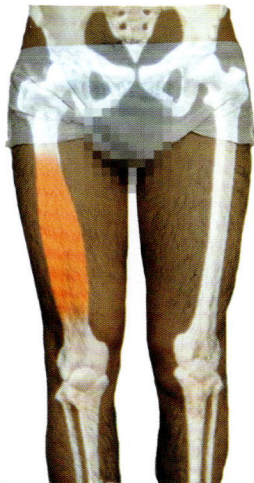

图 4-38　股中间肌

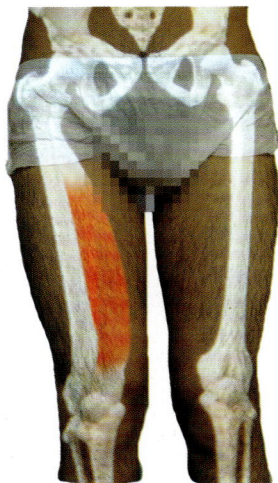

图 4-39　股内侧肌

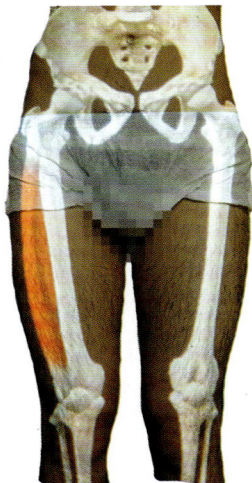

图 4-40　股外侧肌

【本肌说明】踢球等运动时，股四头肌骤然发力，前后肌肉收缩不协调导致的急性损伤，以及长期站立导致的股四头肌慢性劳损，均为本肌损伤因素。股直肌在大腿前面分隔缝匠肌和阔筋膜张肌，是股四头肌中唯一跨越髋关节的肌肉。股直肌的纤维呈双羽状，是屈髋和伸膝的原动肌。在行走和奔跑时，股直肌向前拉股骨，使小腿向前踢。此时，足部与地面接触，并承受体重。股直肌的伸膝作用强于屈髋，但可助腰肌、髂肌、缝匠肌、阔筋膜张肌运动髋关节。由于其起于髂前上棘，故在一定程度上，股直肌能使骨盆前倾。股直肌、股中间肌、股外侧肌、股内侧肌形成的股四头肌群，在站立和抬腿时可协助伸直膝关节。股直肌紧张是个普遍问题，可导致膝关节疼痛。这种疼痛是由髌骨关节面压入股骨沟所致。长时间压迫会磨损关节软骨，造成慢性膝关节疾患。股外侧肌通常比股内侧肌发达，屈伸膝关节时，这种力量的不平衡可能会导致髌骨不正确的运动轨迹。股四头肌损伤时，可出现局部疼痛，髌膝关节屈伸受限，股四头肌主动收缩，疼痛加重。此外，股四头肌慢性损伤和急性损伤后期，大腿前、内、外侧酸胀疼痛，可于股四头肌处触及挛缩硬结并伴有压痛。

6. 缝匠肌

【肌肉功能】屈髋、膝关节。

【肌肉起止点】起点：髂前上棘；止点：胫骨上端内侧面。

【触诊要点】肌肉整体印象见图4-41。患者取仰卧位。医者定位髂前上棘，置阻力于患者股前内侧面，嘱患者抵抗阻力地屈曲髋关节。股部近侧端两个凸起的肌肉中的内侧肌即为缝匠肌。缝匠肌组成腹股沟股外侧区的内侧界，它同时是腹股沟内侧区（股三角）的外侧界。

【支配神经】股神经。

【本肌说明】处于单一姿势下过久，过频地活动腿部肌肉，缝匠肌经常受到急骤收缩的一些特定职业人员如司机、舞蹈演员、体操运动员和足球运动员等，是本肌损伤的常见因素。缝

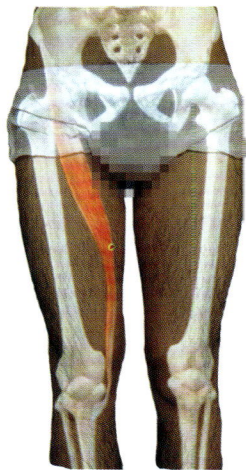

图4-41　缝匠肌

匠肌是人体最长的肌肉，因跷二郎腿这一动作要靠缝匠肌的收缩才能完成，而这一姿势正是裁缝工作时的坐姿，故得名。若想跷二郎腿，在屈曲膝关节的同时必须屈曲、外展和外旋髋关节。缝匠肌与阔筋膜张肌一起，在大腿前部形成一个倒"V"形，缝匠肌和阔筋膜张肌都可以屈曲髋关节，但旋转方向相反。这种关系有助于控制髋关节和膝关节的旋转运动。本肌损伤以大腿前内侧疼痛、酸胀为主要临床表现，常向股膝内侧及小腿与足背放射。缝匠肌对骨盆固定有一定的作用。当一个人骨盆后倾的时候，缝匠肌就会被动拉长，如果缝匠肌呈持续强张力，就会牵引胫骨，导致膝关节空间变小，继而半月板受到磨损，之后还有可能导致胫骨和腓骨原本高度产生变化，造成踝关节内侧紧张，加上踝关节本身向内的角度就大于向外侧，所以更容易导致向内侧崴脚。

7. 阔筋膜张肌

【肌肉功能】使髋关节屈曲、外展和内旋，稳定髋关节和膝关节。

【肌肉起止点】起点：髂嵴前外侧缘（髂前上棘）；止点：经髂胫束至胫骨外侧髁。

【触诊要点】肌肉整体印象见图4-42。患者取侧卧位，医者先使患者下方的髋关节和膝关节处于屈曲位，再将患者上方的髋关节轻度伸展、内收、外旋，然后以此姿势作

为触诊的初始体位。医者先将手指放在患者髂前上棘的前部，再让患者反复进行髋关节的屈曲、外展、内旋，与此同时，医者触诊伴随这些运动而强烈紧绷的阔筋膜张肌。医者摆放患者髋关节呈轻度外展位，使患者髂胫束的紧绷状态消失，然后按压受检者的大腿外侧，以确认髂胫束是否不再紧绷，从而确定阔筋膜张肌的正确位置。

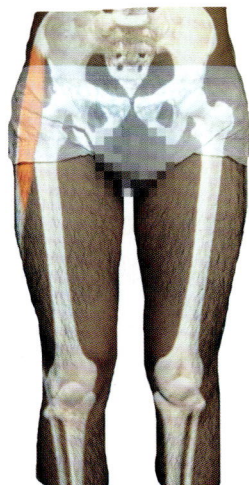

图 4-42　阔筋膜张肌

【支配神经】臀上神经。

【本肌说明】经常弯腰工作或坐位工作，髋关节经常处于屈曲位，使阔筋膜张肌处于前屈位状态，会导致本肌损伤。本肌位于髋前部外侧缘，与缝匠肌在大腿前面共同围成"V"字形。这两块肌肉能屈曲髋关节，但旋转方向相反。单足站立时，阔筋膜张肌和缝匠肌都兴奋。与阔筋膜张肌相连的大而厚实的髂胫束，是下肢非常重要的结构，它是髋关节和膝关节外侧的主要稳定结构。阔筋膜张肌前部和臀大肌后部的纤维在外侧下行，止于髂胫束，而髂胫束跨过大腿外侧附着于胫骨外侧髁前面，远端纤维辅助外侧副韧带以防止股骨外侧髁和胫骨外侧髁的分离。本肌损伤会导致髋部酸痛不适，患肢发沉，行走无力，急性期可能无法行走，不敢单腿负重，疼痛或酸胀可向大腿外侧放射至膝部。

8. 大腿内收肌群（耻骨肌、长收肌、短收肌、大收肌、股薄肌）

【肌肉功能】内收、外旋髋关节。

【肌肉起止点】起点：耻骨支、坐骨支；止点：除股薄肌止于胫骨上端内侧面外，其余止于股骨粗线。

【触诊要点】肌肉整体印象见图 4-43～图 4-47。患者取仰卧位，患者屈髋、屈膝、下肢外展。耻骨肌（图 4-43）：位于长收肌外侧的凹陷中。医者先从患者耻骨联合往外找到耻骨结节，再从耻骨上支向下向外触摸，嘱患者抗阻内收，以便感知肌张力。长收肌（图 4-44）：为股三角的底壁内侧部。医者嘱患者抵抗阻力地内收下肢，患者股前内侧面即可出现收缩的长收肌。短收肌（图 4-45）：医者用手掌外侧缘触及患者耻骨外侧缘，向外侧及远端滑动至缝匠肌，在耻骨肌外侧向下，触诊肌肉纤维，嘱患者轻轻抵抗屈曲与内收髋关节，以便感知肌张力。大收肌（图 4-46）：是深部肌肉，故难以触诊。触诊时，医者将手指推入患者股骨内侧髁上方，则可以识别内收肌结节。如果现在将同侧脚的内侧压在静止的障碍物上，则可以感觉到肌肉的垂直部分在收缩。肌肉可以沿着大腿向上延伸大约1/3，直到它被其他肌肉隐藏。股薄肌（图 4-47）：患者取仰卧位，双腿外展并轻度屈曲以放松大腿内侧肌群。医者用指尖沿患者耻骨下支至胫骨粗隆内侧的连线（大腿内侧中下段）轻压滑动，嘱患者主动内收髋关节或屈膝动作，此时可触及呈细长条索状的肌腱或浅层肌束。因其位置较浅且被内收肌群覆盖，触诊时需注意与缝匠肌、半腱肌区分，手法应轻柔以避免刺激周围神经、血管，肥胖或肌肉发达者可能触诊困难，建议结合功能动作观察或影像学辅助定位。由于股薄肌与内收肌群紧密相邻，因此触诊时可能会同时触及这

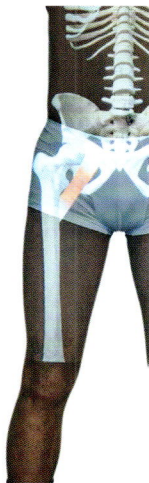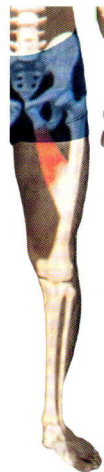

图 4-43　耻骨肌　　　　图 4-44　长收肌

些肌肉。为了更准确地定位股薄肌，医者可以尝试在患者主动收缩大腿内侧肌肉（如内收动作）时触诊，此时可以感受到肌肉的紧张和收缩。

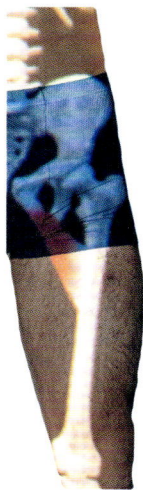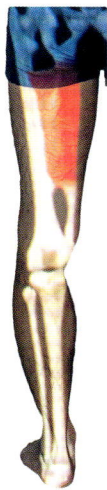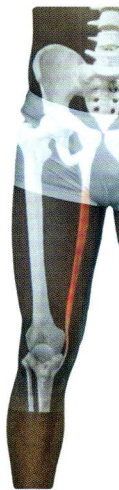

图 4-45　短收肌　　　　图 4-46　大收肌　　　　图 4-47　股薄肌

【支配神经】闭孔神经。

【本肌说明】过度使用或受到外力撞击，股薄肌可能会发生拉伤或肌肉劳损，容易使内收肌群受损。耻骨肌：是大腿内收肌群的一部分，与长收肌、短收肌、大收肌、股薄肌一起内收髋关节。这些肌肉将骨盆的下内侧与股骨相连结。耻骨肌在这些肌肉中体积最小，其纤维在耻骨上支和股骨近端后面之间向下外侧走行。足不着地时，耻骨肌在股骨外旋时将其向内和向前拉，在走路和跑步时，这个动作有助于下肢定位做踢腿运

动。足着地时，耻骨肌的功能与此不同，它可以改变运动方向并有助于稳定骨盆。如果没有耻骨肌和其他内收肌，骨盆将向膝内侧偏移，从而影响下肢的稳定和对线。耻骨肌和其他内收肌的作用会随着股骨的位置而改变。当屈髋且股骨向前时，内收肌群将伸髋带动骨盆到足前。当伸髋且股骨向后时，内收肌群则屈髋并使腿向前摆。这种交替功能与走路或跑步的动力学相吻合。长收肌：和耻骨肌、短收肌、大收肌及股薄肌一起内收髋关节。内收肌群的主要作用是在髋关节处收起大腿。长收肌也参与大腿的外旋和屈曲。长收肌形成股三角的内侧边界。上边界由腹股沟韧带形成，侧边界由缝匠肌形成。股神经、股动脉和股静脉位于该三角形区域。神经在最外侧延伸，靠近髂前上棘，并在腹股沟韧带下延伸。神经在该区域走行，并下降以支配大腿的前侧肌肉。长收肌有助于站立时稳定姿势，并且在行走过程中在维持下肢身体平衡方面也起着重要作用。短收肌：和耻骨肌、长收肌、大收肌及股薄肌一起内收髋关节。这些肌肉和短收肌有相同的起点和纤维走向，但短收肌在股骨上的止点较广。短收肌与耻骨肌协同作用，内收、屈曲和外旋髋关节。短收肌位于耻骨肌和长收肌的深部。足未着地时，短收肌在股骨外旋时将其拉向前内侧。这个动作有助于在行走和跑步时定位下肢的足跟着地。短收肌也用于橄榄球或足球运动中的踢球动作。足着地时，短收肌的功能与此不同：它可以改变运动方向并有助于稳定股骨上方的骨盆。没有短收肌及其他内收肌，骨盆将在膝上向内侧移位，从而影响下肢的稳定性和对称性。大收肌：是髋关节的内收肌，尽管大收肌后部有助于髋关节的伸展。一些人认为，大收肌与长收肌一起使髋关节向内侧旋转，过去人们认为它们也充当外侧旋转肌。肌肉发挥内旋还是外旋作用取决于大腿的位置，以及肌肉相对于股骨机械轴的作用线。在行走的支撑阶段，所有的内收肌对于防止横向过度平衡都很重要。值得注意的是，膝关节的内侧副韧带似乎是大收肌肌腱的向下延续，故该肌肉可能在某些时候已经穿过膝关节，因此，它以与股薄肌类似的方式成为膝屈肌。股薄肌：是位于大腿内侧的细长肌肉，与长收肌、短收肌、大收肌和耻骨肌一起构成内收肌群的一部分。股薄肌是最浅的髋关节内收肌，覆盖其余4块肌肉。它也是内收肌群中力量最弱的成员，但是唯一可以作用于髋关节和膝关节内收的肌肉。股薄肌从髋骨延伸到胫骨，能够内收大腿，使髋关节屈曲和内旋。这些动作具有重要作用，如在步行过程中平衡躯干。

9. 腘绳肌

腘绳肌并不是一块单独的肌肉，而是由半腱肌、半膜肌组成的内侧腘绳肌，以及股二头肌也称外侧腘绳肌共同组成的。

【肌肉功能】伸髋关节、屈膝关节。

【肌肉起止点】股二头肌：长头起点为坐骨结节，短头起点为股骨粗线；止点为腓骨头。半腱肌和半膜肌：起点为坐骨结节；半腱肌止点为胫骨上端内侧面，半膜肌止点为胫骨内侧髁后面。

【触诊要点】肌肉整体印象见图4-48～图4-50。股二头肌（图4-48）：患者取俯卧位。医者先定位坐骨结节，再用手掌触及患者腘窝近端外侧边界，向近端朝坐骨结节轻轻地滑动，沿股二头肌纤维深入臀大肌并止于坐骨结节，嘱患者轻轻抵抗屈曲和外旋膝关节，以便确认正确的触诊位置。半腱肌（图4-49）和半膜肌（图4-50）：在大腿后内侧，半膜肌在半腱肌深层。半腱肌下半为腱，半膜肌上半为腱膜。患者在俯卧位屈曲腿部抗阻时，医者在腘窝内侧触及的条索样韧带即为半膜肌下端，顺之向上触及紧张肌腹到坐骨结节，在半膜肌浅层触及的肌肉即为半腱肌。

【支配神经】坐骨神经。

【本肌说明】腘绳肌所起的姿势稳定作用强于其拮抗肌股四头肌。腘绳肌有助于臀大肌和腹直肌维持骨盆后倾。当下肢没有固定时，腘绳肌伸展髋关节，并将股骨拉向后方。这个动作体现于行走或奔跑时身体向后摆腿。当股四头肌过强或腘绳肌过度紧张时，运动减速可导致腘绳肌损伤。下肢固定时，腘绳肌和强大的臀大肌一起帮助挺直身体，将骨盆拉向膝和足后方。腘绳肌在膝关节屈曲时，可以旋转膝关节。负重时，屈曲的膝关节旋转有助于改变下肢运动方向。这个动作称为单足旋转，常见于网球、足球、篮球等运动中。

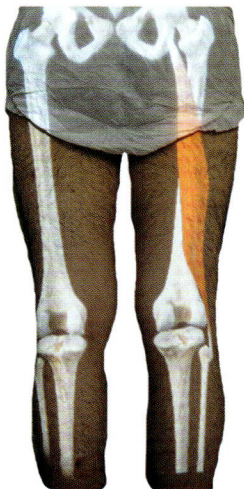
图4-48　股二头肌

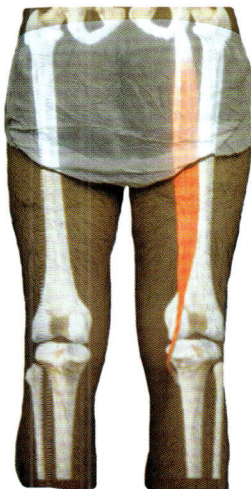
图4-49　半腱肌

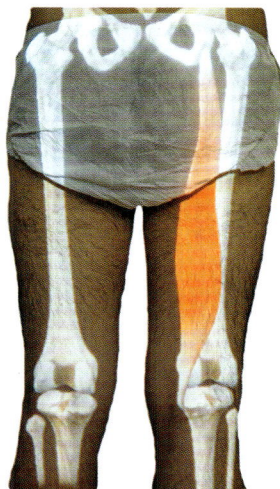
图4-50　半膜肌

10. 胫骨前肌

【肌肉功能】使足背伸、足内翻。

【肌肉起止点】起点：胫、腓骨上端及骨间膜前面；止点：内侧楔骨、第1跖骨底。

【触诊要点】肌肉整体印象见图4-51。医者触及患者胫骨干外侧缘，向外滑动至胫骨前肌纤维，嘱患者抵抗足背屈，以感受该肌张力。

【支配神经】腓深神经。

【本肌说明】肌肉区域的直接创伤，剧烈的锻炼或长时间的锻炼，如脚踝不断向上弯曲、在坚硬的表面上跑步、跳跃或进行其他高冲击力的活动、走路或跑步时步态不平衡等，容易导致本肌损伤。

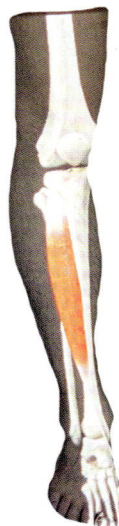

图4-51　胫骨前肌

11. 小腿三头肌（腓肠肌和深层的比目鱼肌）

【肌肉功能】腓肠肌：屈膝关节，使足跖屈；比目鱼肌：使足跖屈。

【肌肉起止点】腓肠肌：起点为腓肠肌内、外侧头，止点为股骨内、外上髁；比目鱼肌：起点为胫腓骨上端后面，止点为跟骨结节。

【触诊要点】腓肠肌（图4-52）：患者取俯卧位。医者手掌触及患者腘窝的大块肌肉，手向内、外侧分别滑动辨识出腓肠肌的两个头，继续向远端触诊，腓肠肌便汇入跟腱，嘱患者抵抗踝跖屈，以便确认正确的触诊位置。比目鱼肌（图4-53）：患者取俯卧位，微屈膝。医者手掌触及腓肠肌的内、外侧头，手向远端滑动，然后握住腓肠肌的内、外侧头，扪及比目鱼肌的边缘，继续向远端触诊，比目鱼肌便汇入跟腱，嘱患者抵抗踝跖屈，以确认正确的触诊位置。

【支配神经】胫神经。

【本肌说明】腓肠肌：是小腿三头肌中最大、最表浅的肌肉，是小腿后部强大有力的二头肌。其两个头极易触及，向下可至跟腱。腓肠肌主要含有快缩肌纤维，易兴奋收缩也易疲劳。这种肌纤维的分布表明腓肠肌能在提腿、短跑和跳跃时产生爆发力。比目鱼肌协同腓肠肌完成跖屈，这两块肌肉在完成这个动作期间哪一块的作用更大主要由膝关节的位置决定，由蹲位或坐位站起或跳起需伸膝时，腓肠肌的作用较大；全身放松的散步或静立需屈膝时，比目鱼肌的作用较大。比目鱼肌：在小腿三头肌中，比目鱼肌的大小和位置居中。虽然比目鱼肌也是大块肌，但它的组成中慢缩肌纤维多于快缩肌纤维。

这种纤维分布表明比目鱼肌是一块耐疲劳的体位肌。腓肠肌参与力量大的爆发活动，如举重、短跑、跳跃，而比目鱼肌驱动的是不太强烈的活动，如站立、行走和慢跑。

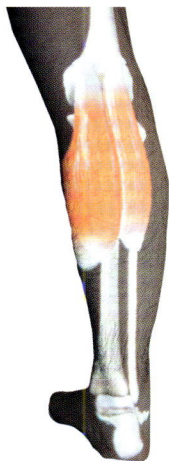

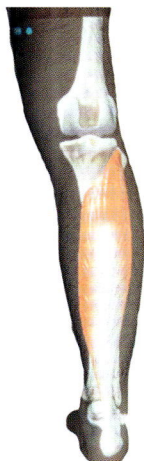

图 4-52 腓肠肌   图 4-53 比目鱼肌

（三）下肢部神经、血管及其他组织

1. 神经

下肢分布着腰丛和骶丛的分支。其中最具代表性的就是从腰丛延伸出的股神经，它与股动、静脉共同穿过腹股沟韧带，到达大腿前面，支配大腿的伸肌、大腿前面和小腿内侧的皮肤。

从骶神经丛延伸出的坐骨神经是人体最长的神经。坐骨神经穿过梨状肌的下侧，从坐骨大孔到达下肢带的后面，然后延续到大腿后侧，在大腿屈肌群处形成分支，进入腘窝后，分出腓总神经和胫神经。

腓总神经支配小腿的伸肌群、小腿外侧和足背的皮肤。胫神经支配小腿的屈肌群和足底的肌群、小腿后面和足底的皮肤。

2. 血管

（1）下肢动脉：具体如下。

①股动脉：是下肢动脉的主干，由髂外动脉延伸而来，经腹股沟中点的深面，通过股三角进入内收肌管。在腹股沟韧带稍下方，股动脉位置表浅，活体上可以触摸到其搏动，当下肢出血时，可以压迫股动脉进行止血。股动脉分出股浅动脉和股深动脉。股浅动脉是下肢最主要的供血动脉。股深动脉是股动脉最大的分支，股深动脉又分出旋股外侧动脉和旋股内侧动脉。当股浅动脉出现闭塞和外伤时，肢体的供血主要靠股深动脉及

其侧支循环。股动脉是临床上最常应用和解剖的动脉，血管造影、各部位动脉腔内成形术、血管支架术、带膜支架植入术、下肢血管术等均通过股动脉进行。

②腘动脉：是股动脉在腘窝的直接延续，位置较深。当股骨髁上骨折时可能伤及腘动脉。腘动脉是大腿和小腿血管连接的枢纽，此部位侧支循环很少，心脏附壁血栓脱落后常阻塞该动脉，造成急性动脉栓塞。由于腘动脉是大腿和小腿动脉血管连接的枢纽，故腘动脉受伤后必须修复和重建。

③胫前动脉、胫后动脉：腘动脉通过腘窝后在小腿分出 3 条主要血管，即胫前动脉、胫后动脉和腓动脉。在腘窝下角，腘动脉通常分成两终末支：胫前动脉和胫后动脉。胫后动脉主干经内踝后方进入足底，于起始处发出腓动脉。在肢体急、慢性缺血情况下，3条动脉通常是下肢动脉拱桥和静脉动脉化的吻合部位，而当 3 条动脉中有 1 条通畅，则意味着缺血肢体可以缓解、生存、恢复。

④足背动脉：胫前动脉移行为足背动脉，行于足背内侧踇长伸肌腱和趾长伸肌腱之间，经第 1、第 2 跖骨间隙至足底。在踝关节前方，内外踝连线中点，踇长伸肌腱的外侧可触及搏动。足部出血时，可以压迫足背动脉进行止血。在临床上，足背动脉、胫后动脉搏动的强弱常用来检查下肢动脉重建术后肢端血供的情况。

（2）下肢静脉：下肢静脉内有丰富的向心单向开放的瓣膜，阻止静脉血逆流，保证下肢静脉血由下向上，由浅入深地单向回流。下肢静脉分为浅、深两组，浅静脉和深静脉有许多交通支相连，最终汇入深静脉。

①浅静脉：主要有大隐静脉和小隐静脉。大隐静脉在足内侧，起自足背静脉弓内侧端，经内踝前方沿小腿内侧和大腿前内侧面上行，至耻骨结节外下方入深面，注入股静脉。大隐静脉在内踝前方位置表浅，易发生静脉曲张。临床上也常用作静脉穿刺或切开输液。它在血管外科常用来作为血管拱桥或血管补片的材料。小隐静脉在足的外侧缘，起自足背静脉弓外侧端，在外踝后方上行至腘窝，穿深筋膜注入腘静脉。

②深静脉：足和小腿的深静脉与同名动脉伴行，均为 2 条。胫前静脉、胫后静脉汇合成腘静脉。在膝下，每条动脉有 2 条静脉伴行，上行到腘窝合成 1 条腘静脉。穿收肌腱裂孔移行为股静脉，伴随股动脉上行，初在其外侧，后转至内侧，达腹股沟韧带深面移行为髂外静脉。股静脉收集下肢所有浅、深部的静脉血，最后流向心脏，如以下路径所示：下肢浅静脉→胫前、后静脉→腘静脉→股静脉→髂外静脉→髂总静脉→右心房→右心室。在临床上，下肢深静脉血栓形成所导致的血栓脱落也遵循了上述路径，最后嵌入肺动脉内，引起肺栓塞。

3. 其他组织

略。

针灸推拿及解剖触诊技术

第五部分
周围神经常用刺激点

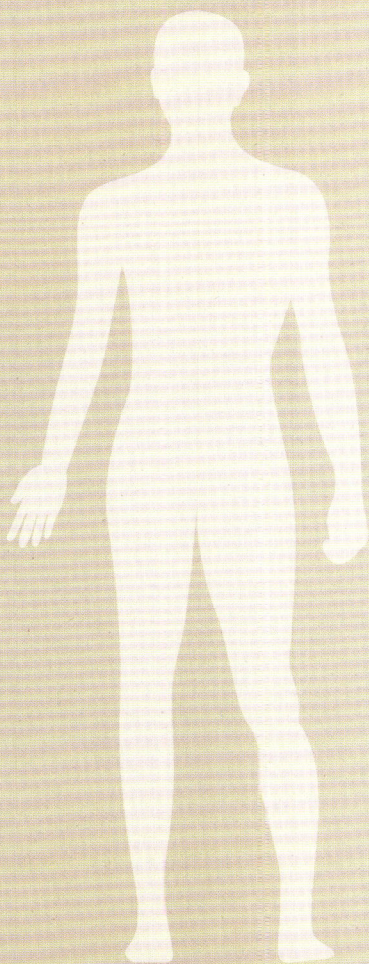

一、头颈部

1. 眶上神经点

（1）体表定位：眶上缘内 1/3 与外 2/3 交界的凹陷处（相当于鱼腰穴的位置）。

（2）解剖：三叉神经第 1 支（眼神经）分为鼻睫神经、泪神经、额神经；眶上神经是额神经的 1 个分支，经眶上切迹（或孔）至额部皮肤。

（3）主治：前头痛、三叉神经第 1 支痛、眶上神经痛、面肌痉挛。

2. 眶下神经点

（1）体表定位：鼻翼外下缘至外眼角连线中点或眶下缘中点下方约 1cm 处（相当于四白穴的位置）。

（2）解剖：三叉神经第 2 支（上颌神经）起自三叉神经节，经圆孔入翼腭窝。其三干向下延续为眶下神经，分布于下睑和上唇之间的皮肤。

（3）主治：三叉神经第 2 支痛、面肌痉挛。

3. 面神经点

（1）体表定位：耳垂下缘至屏间切迹连线中点与颞浅动脉之间（相当于牵正穴的位置）。

（2）解剖：面神经为混合性脑神经。运动纤维来自脑桥的面神经核，副交感纤维来自脑桥的上泌涎核。味觉纤维传入膝神经节上传至孤束核。面神经由脑桥延髓沟的外侧发出，进入内耳门，经内耳道入面神经管，由茎乳孔穿出后入腮腺，在腮腺前缘发出颞支、颧支、颊支、下颌缘支、颈支 5 组分支，呈扇形分布于面部表情肌和颈阔肌。

（3）主治：面瘫、面肌痉挛。

4. 枕大神经点

（1）体表定位：两乳突连线与后正中线相交点旁开 1.5cm 处（相当于天柱穴的位置）。

（2）解剖：枕大神经是第 2 颈神经的后支，在寰椎与枢椎之间穿出。运动纤维分支到头半棘肌，支配该肌运动。感觉纤维紧贴枕骨上升，与枕动脉伴行，走行在枕动脉内侧，分布于枕部皮肤，管理头颅后半部皮肤感觉。

（3）主治：枕大神经痛、后头痛。

5. 颈丛点

（1）体表定位：胸锁乳突肌后缘中点（相当于天窗穴的位置）。

（2）解剖：颈丛由第 1～4 颈神经前支构成，并和副神经、舌下神经、迷走神经、第 5 颈神经联络，位于中斜角肌、肩胛提肌的前方，胸锁乳突肌上部深面。由颈丛发出的皮肤感觉支有枕小神经、耳大神经、颈横神经、锁骨上神经，都在胸锁乳突肌后缘中点出现，分别走向各方，管理枕部，耳后，颈部，锁骨上、下及肩部皮肤的感觉。其运动性肌支支配颈部深层肌肉；混合性的膈神经（主要来自第 4 颈神经前支）支配膈肌。

（3）主治：颈痛、斜颈、落枕、后头痛、头颈震颤、神经性呕吐、神经衰弱、膈肌痉挛。

二、躯干部

1. 肩胛上神经点

（1）体表定位：将肩胛分为 3 等份，在其中、外 1/3 交点处上 1cm。

（2）解剖：肩胛上神经是由臂丛上干的第 5、第 6 颈神经及部分第 4 颈神经的神经纤维组成。肩胛上神经在臂丛的后下方走行于喙锁韧带下方，然后穿过肩胛上切迹，与肩胛上动脉和肩胛上静脉伴行。肩胛上神经支配肩部和肩锁关节大部分感觉区域及冈上肌、冈下肌运动功能。

（3）主治：肩周炎、肩部疼痛。

2. 胸神经根点

（1）体表定位：各胸椎棘突之间旁开 1 寸（接近于膀胱经第 1 侧线的位置）。

（2）解剖：胸神经共 12 对。胸神经出椎间孔后立即分为前、后 2 支，后支分布于背部的肌肉和皮肤，前支构成肋间神经分布于腹部肌肉和皮肤。

（3）主治：肋间神经痛、胸痛、背痛、神经性呕吐、胆道蛔虫病。

3. 腰神经根点

（1）体表定位：各腰椎棘突之间旁开 1 寸（接近于膀胱经第 1 侧线的位置）。

（2）解剖：腰神经共 5 对。腰神经出椎间孔后，分为前、后 2 支，后支分布于腰部肌肉和皮肤，前支参与腰丛和骶丛，分布于下腹部、臀部和下肢的肌肉和皮肤。

（3）主治：腰痛、坐骨神经痛。

4. 骶神经点

（1）体表定位：两髂后上棘连线距后正中线 2.5 cm 处直上 1.2 cm 为第 1 骶后孔的位置，由该点向同侧骶骨角外侧缘引一直线，在该线上距第 1 骶后孔 2.5 cm 为第 2 骶后孔，距第 2 骶后孔 2 cm 为第 3 骶后孔，距第 3 骶后孔 1.5 cm 为第 4 骶后孔的位置（相当于八髎穴的位置）。

（2）解剖：骶神经共 5 对，第 1～4 骶神经的前支穿骶前孔加入骶丛，其后支穿骶后孔分布于骶区皮肤。第 5 骶神经和尾神经穿骶管裂孔离开骶管。骶神经与骶交感神经节有联络，由第 2～4 骶髓发出的副交感神经纤维，通过盆神经支配盆腔脏器。

（3）主治：功能性子宫出血、遗尿症。

5. 臀上神经点

（1）体表定位：坐骨神经点上 3 寸。

（2）解剖：臀上神经由骶丛发出，含有第 4、第 5 腰神经和第 1 骶神经的纤维，通过梨状肌上孔出骨盆，支配臀中肌、臀小肌、阔筋膜张肌。

（3）主治：下肢瘫痪（外展障碍）。

6. 臀下神经点

（1）体表定位：坐骨神经点内上 2 寸。

（2）解剖：臀下神经点由骶丛发出，含有第 5 腰神经和第 1、第 2 骶神经的纤维，通过梨状肌下孔（坐骨神经内侧）出盆控，支配臀大肌。

（3）主治：臀肌瘫痪。

7. 臀上皮神经点

（1）体表定位：腰骶正中线外侧 6～8cm 处（相当于胞肓穴的位置）。

（2）解剖：臀上皮神经由第 1～3 腰神经后支的外侧皮支组成，在深层于第 1～4 腰椎横突间骶棘肌外缘及附着于此处的腰背深筋膜之间穿过，达骶棘肌纤维间；在中层，穿过骶棘肌纤维行走于骶棘肌与腰背浅筋膜之间；在浅层，由腰背浅筋膜穿出到皮下筋膜中；最后，在第 4 腰椎棘突与髂嵴中点连线的外 1/3 处越过髂嵴，分布于臀上部皮肤。与臀上皮神经伴行的血管主要来自腰部和臀部的动脉，分别汇入腰静脉和臀上静脉。

（3）主治：臀部疼痛或皮肤感觉障碍，疼痛不过膝盖。

三、四肢部

（一）上肢部

1. 臂丛点

（1）体表定位：锁骨中点上1寸（相当于缺盆穴的位置）。

（2）解剖：臂丛由第5～8颈神经及第1胸神经前支构成。各脊神经出椎间孔后先组成3条干，第5、第6颈神经合并成上干，第7颈神经单独成中干；第8颈神经和第1胸神经组成下干。每干又分为前、后2股。上干和中干的前股组成外侧束，下干的前股单独成为内侧束，3条干的后股组成后束。外侧束发出肌皮神经和正中神经的外侧根，内侧束发出尺神经和正中神经内侧根，后束发出桡神经和腋神经等。肩关节外旋、上臂外展90°时，从锁骨中点到肘窝连线，分成4等份，上1/4即为臂丛的体表投影。

（3）主治：上肢瘫痪、麻木、疼痛、臂丛神经痛、震颤。

2. 腋神经点

（1）体表定位：肱骨头后下凹陷处，相当于肩胛冈中点至三角肌止点（三角肌粗隆）连线的中点；或肩胛上角至下角连线中下1/3处外侧，2～3cm处。

（2）解剖：腋神经起于臂丛后束，含有第5、第6颈神经的纤维，支配小圆肌、三角肌及臂外侧皮肤。

（3）主治：举臂抬肩障碍，局部麻木、疼痛，腋神经麻痹。

3. 肌皮神经点

（1）体表定位：胸大肌前下缘止于肱骨处，肱二头肌长、短头之间（相当于天府穴、侠白穴的位置）。

（2）解剖：肌皮神经发自臂丛外侧束，含有第5～7颈神经的纤维，向外穿喙肱肌，经肱二头肌与肱肌之间下行，支配上述3块肌肉，其余纤维在肘关节稍下方穿出深筋膜，移行为前臂外侧皮神经，管理前臂外侧的皮肤感觉。

（3）主治：上肢瘫痪（屈肘障碍）、前臂外侧麻木、肌皮神经麻痹、上肢痉挛性瘫痪（上臂屈肌群肌张力增高）。

4. 桡神经点

（1）体表定位：肩峰与肱骨外上髁连线中点。

（2）解剖：桡神经是臂丛后束的延续，含有第5～8颈神经和第1胸神经的纤维，沿肱骨后面的桡神经沟呈螺旋形下降，到肘部转向前方，在肱骨外上髁之前分为深、浅2支，浅支沿前壁后外侧下行到手背，分成5支指背神经。桡神经的支配范围包括臂部及前臂的伸肌群和皮肤、手背桡侧半的皮肤和手关节。

（3）主治：上肢瘫痪（伸肘、腕、指障碍）、桡神经麻痹。

5. 正中神经点

（1）体表定位：臂内侧肱二头肌内侧沟上、中1/3交界处。

（2）解剖：正中神经由臂丛的内、外侧束发合成，含有第6～8颈神经和第1胸神经的纤维。正中神经开始于肱动脉外侧下行，至喙肱肌止点处，斜跨肱动脉前面达其内侧，然后沿肱动脉内侧下行到肘窝，向下通过浅指屈肌的深面，在拇长屈肌和指深屈肌的沟内下降到腕部，通过腕管分布于手部肌肉及皮肤。正中神经的支配范围包括除深指屈肌的尺半侧和尺侧腕屈肌外的前臂所有屈肌，除拇收肌外的鱼际肌和第1、第2蚓状肌，手掌桡侧2/3皮肤及桡侧3个半指掌面和远节指背的皮肤，以及前臂尺、桡骨及手关节。

（3）主治：上肢瘫痪（屈腕、屈指障碍）、正中神经麻痹、上肢痉挛性瘫痪（前臂屈肌群肌张力增高）。

6. 尺神经点

（1）体表定位：肘尖和肱骨内上髁之间的尺神经沟内。

（2）解剖：尺神经是臂丛内侧束的延续，含有第7、第8颈神经和第1胸神经的纤维。尺神经开始时与肱动脉和正中神经伴行，位于肱动脉内侧，然后转向后方，在肘部通过尺骨鹰嘴和肱骨内上髁之间的沟（尺神经沟），沿前臂尺侧腕屈肌和指深屈肌间、尺动脉内侧下行到手。尺神经的分布范围是尺侧腕屈肌，深指屈肌尺侧半，小鱼际肌，拇收肌，第3、第4蚓状肌，全部骨间肌，手掌尺侧1/3及尺侧1个半指掌侧的皮肤。

（3）主治：上肢瘫痪（屈腕、屈指障碍，指分开并拢障碍）、尺神经麻痹。

（二）下肢部

1. 坐骨神经点

（1）体表定位：坐骨结节与股骨大转子连线的中、内1/3交界处，或臀横纹与腘窝连线的中点（相当于环跳穴、殷门穴的位置）。

（2）解剖：坐骨神经由骶丛发出，含有第4、第5腰神经和第1、第2骶神经的纤维。经梨状肌下孔出盆腔，经坐骨结节与股骨大转子连线的中、内1/3交界处，沿股后正中线垂直下降，多在腘窝上角附近分为胫神经和腓总神经两大支。坐骨神经在走行过程中，发出许多分支，主要支配大腿后群肌肉及膝以下的小腿肌肉和皮肤。

（3）主治：下肢瘫痪、麻木、震颤、疼痛，坐骨神经痛。

2. 股神经点

（1）定位：腹股沟韧带下1寸，股动脉外侧（相当于冲门穴的位置）。

（2）解剖：股神经是腰丛中较大的神经，由腰丛发出，含有第2～4腰神经的纤维，经腹股沟韧带中点深面、髂腰肌前面进入股三角，位于股鞘外侧，下行约3cm即分为多支：股神经前皮支（分布于股前面下2/3的皮肤）、隐神经（亦为皮神经，伴股血管行经股三角，进入收肌管，继穿出该管，在缝匠肌与股薄肌之间出现于膝关节内后方）、肌支（发出许多小支，支配缝匠肌、股四头肌与耻骨肌）。股神经支配髂腰肌、股四头肌、耻骨肌、大腿前内侧皮肤。

（3）主治：下肢疼痛、瘫痪（屈髋、伸膝、抬腿障碍）。

3. 股外侧皮神经点

（1）定位：髂前上棘内侧缘下1寸。

（2）解剖：股外侧皮神经由腰丛发出，含有第2～3腰神经的纤维，沿髂肌表面斜向髂前上棘方向下降，在髂前上棘内侧通过腹股沟韧带深面，分布于大腿外侧皮肤。

（3）主治：股外侧皮肤疼痛、麻木。

4. 闭孔神经点

（1）定位：腹股沟韧带内1/5与外4/5交界处下2寸（相当于急脉穴的位置）。

（2）解剖：闭孔神经由腰丛发出，含有第2～4腰神经的纤维，沿腰大肌的内侧缘下降，沿小骨盆腔侧壁向前下行，通过闭膜管出盆腔，到大腿深面分为前、后2支，支配大腿内收肌群和大腿内侧皮肤。

（3）主治：大腿内收肌群瘫痪和大腿内侧皮肤疼痛、麻木。

5. 胫神经点

（1）定位：腘窝中点下2寸（相当于委中穴的位置）。

（2）解剖：胫神经在腘窝上角处由坐骨神经分出，含有第4、第5腰神经和第1、第2骶神经的纤维，沿腘窝中央下降，经腓肠肌两头之间进入腓肠肌深面，在比目鱼肌和胫骨后肌之间与胫后动脉伴行而下，至内踝后方分为足底内、外侧神经而终。其支配范围是小腿后肌群、足底肌肉、跟内侧和足底皮肤。

（3）主治：下肢瘫痪（足跖屈内翻障碍）、痉挛性瘫痪（小腿后肌群张力增高）。

6. 腓总神经

（1）定位：腓骨小头后下缘（相当于委阳穴的位置）。

（2）解剖：腓总神经是坐骨神经的分支，含有第 4、第 5 腰神经及第 1、第 2 骶神经的纤维，沿腘窝外上界斜向至腓骨头前下方，绕腓骨颈，穿腓骨长肌分为腓深神经和腓浅神经。腓深神经穿腓骨长肌和趾长伸肌起始部，至小腿前部与胫前动脉伴行，先在胫骨前肌和趾长伸肌间，后在胫骨前肌与长伸肌间下行至足背，分布于小腿肌前群、足背肌及第 1、第 2 趾相对面的背面皮肤。腓浅神经穿腓骨长肌起始部，在腓骨长、短肌和趾长伸肌间下行，分出肌支支配腓骨长、短肌，在小腿下 1/3 处浅出为皮支，分布于小腿外侧、足背和趾背的皮肤。

（3）主治：下肢瘫痪（足背屈外翻障碍及趾伸展障碍）、胆绞痛、腓总神经麻痹。

7. 腓深神经点

（1）定位：外膝眼下 3 寸，胫骨外缘一横指（相当于足三里穴的位置）。

（2）解剖：腓深神经在腓骨颈的外侧由腓总神经分出，含有第 4、第 5 腰神经的纤维，穿过腓骨长肌和伸趾长肌的起始部，到达胫前动、静脉的外侧，和血管共同通过胫骨前肌和蹈长伸肌之间下到足背，支配小腿前肌群，足背肌肉，第 1、第 2 趾背皮肤。

（3）主治：下肢瘫痪（足背屈及足趾伸展障碍）、胃肠功能紊乱、腹痛。

8. 腓浅神经点

（1）定位：腓骨头下 2 寸（相当于阳陵泉穴的位置）。

（2）解剖：腓浅神经在腓骨颈外侧由腓总神经分出，含有第 4、第 5 腰神经的纤维，经腓骨长、短肌之间沿腓骨外侧下降，至小腿中下 1/3 交界处穿深筋膜到皮下，继续下降至足背及足趾，支配腓骨长、短肌及足背、足趾皮肤（第 1、第 2 趾背皮肤由腓深神经支配）。

（3）主治：下肢瘫痪（足外翻障碍）。

针灸推拿及解剖触诊技术

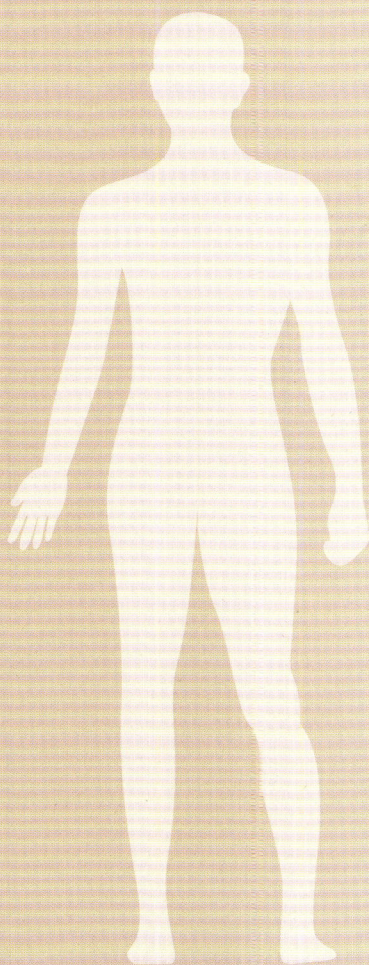

第六部分
肌肉常用刺激点

一、躯干部

1. 梨状肌的体表定位

以髂后上棘和股骨大转子为标志，两者连线的中、上 1/3 交界处。

2. 股方肌的体表定位

以坐骨结节和股骨大转子为标志，两者连线的中点稍内侧处。

二、四肢部

（一）上肢部

1. 三角肌点

三角肌点包括前点、中点、后点。

前点：锁骨外 1/3 与内 2/3 交点和三角肌止点连线的中点。

中点：肩峰与三角肌止点连线的中点。

后点：肩胛冈外 1/3 与内 2/3 交点和三角肌止点连线的中点。

2. 肱三头肌点

长头在上臂背侧上 1/3 与下 2/3 交点近腋后缘处，外侧头在上臂背侧同一平面桡侧缘处，内侧头在上臂背侧上 2/3 与下 1/3 交点近尺侧缘处。

3. 旋后肌点

前臂伸侧桡侧缘上 1/4 与下 3/4 交点。

4. 指伸肌点

肘部桡侧缘至腕背中央连线中点稍上处。

5. 拇长伸肌点

前臂伸侧腕横纹上 4cm 近桡侧缘。

6. 拇长展肌点

前臂伸侧桡侧缘的中点。

7. 旋前圆肌点

肘横纹内 1/3 与外 2/3 交点的下方 2.5cm 处，相当于肱二头肌止腱的内侧。

8. 指深屈肌点

肘部尺侧缘至腕横纹中点连线上 1/3 与下 2/3 交点处。

9. 指浅屈肌点

前臂屈侧上 2/3 与下 1/3 交点近桡侧缘处。

10. 拇长屈肌点

腕上约 5cm 近桡骨缘处。

（二）下肢部

1. 股二头肌点

股二头肌有上、下 2 个刺激点。在坐骨结节与腓骨小头的连线上，其上、中 1/3 交点为上点（长头肌点），中、下 1/3 交点为下点（短头肌点）。

2. 半腱肌点

股后上 1/3 与下 2/3 交点近内侧缘。

3. 半膜肌点

股后内侧缘的中点。

4. 大收肌点

股内侧上 1/3 与下 2/3 交点附近。

5. 腓肠肌点

小腿后侧上 1/3 与下 2/3 交点（肌腹隆起处）旁开 3cm 处，内、外侧各 1 点，分别为内侧头和外侧头刺激点。

6. 胫骨后肌点

小腿后侧上 2/3 与下 1/3 交点近胫侧缘。

7. 胫骨前肌点

小腿前侧上 1/3 与下 2/3 交点，胫骨前嵴外约 2cm 处。

8. 蹬长伸肌点

小腿前侧中线上，踝关节上方 5 ～ 6cm 处。

9. 腓骨长肌点

腓骨小头与外踝连线的上 1/3 与下 2/3 交点。

10. 腓骨短肌点

腓骨小头与外踝连线的上 2/3 与下 1/3 交点。

针灸推拿及解剖触诊技术

第七部分
血管体表投影

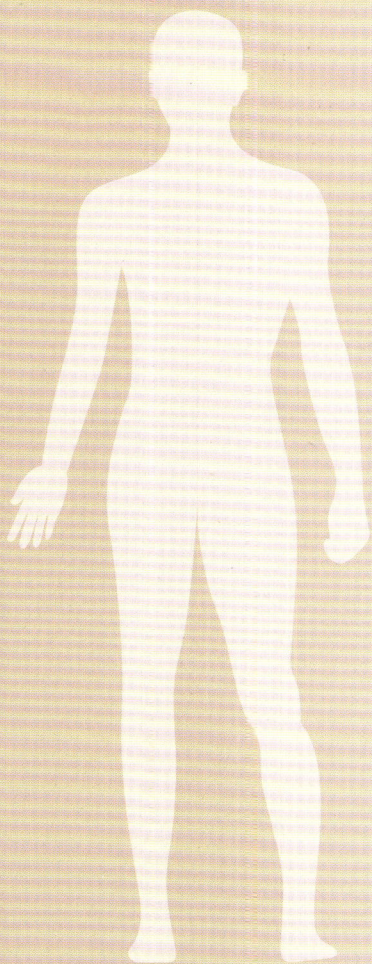

一、头颈部

1. 颈总动脉和颈外动脉

取下颌角与乳突尖连线的中点，自此点至胸锁关节引一连线，即为这 2 条动脉的体表投影。以甲状软骨上缘为界，下方为颈总动脉，上方为颈外动脉。将颈总动脉向后内方压迫于第 6 颈椎横突上，可进行头颈部临时性止血。

2. 面动脉

咬肌下端前缘至眼内眦的连线为面动脉的体表投影。在咬肌前缘下颌骨下缘处，可摸到面动脉搏动。将面动脉压向下颌骨，可使眼裂以下面部止血。

3. 颞浅动脉

在外耳门前方，即耳屏的前上方，可以触摸到一条搏动性的血管，此即颞浅动脉。它沿着颧弓的根部上行，分为额支和顶支。额支前行至额部浅筋膜层，而顶支则上行至顶结节处，然后呈弓状转向后行。在外耳道前方、颧弓后端可摸到颞浅动脉搏动，压迫该处可使颞部和头顶部止血。

4. 锁骨下动脉

自胸锁关节到锁骨中点引一条凸向上的弧线，最高点在锁骨上 1.2cm，此线为锁骨下动脉的体表定位。在锁骨上窝中点处向下压，将动脉压在第 1 肋上，使肩和上肢止血。

二、躯干部

臀上动脉

臀上动脉是髂内动脉后干的分支，经梨状肌上孔出骨盆。该动脉穿出梨状肌上孔的体表定位：髂后上棘与股骨大转子尖端连线的上、中 1/3 交界点。臀上动脉至臀部分为浅、深 2 支，浅支行于臀大肌和臀中肌之间，深支行于臀中肌和臀小肌之间。

三、四肢部

（一）上肢部

1. 腋动脉和肱动脉

上肢外展 90°，手掌向上，自锁骨中点至肱骨内、外上髁中点稍下方引一线，此为这 2 条动脉的体表定位。背阔肌下缘以上为腋动脉，以下为肱动脉。在肱二头肌内侧沟可摸到肱动脉搏动。把肱动脉压向肱骨，可使压迫点以下的上肢止血。

2. 尺动脉

自肱骨内上髁至豌豆骨桡侧缘连一线，该线的下 2/3 段为尺动脉下段的体表投影。自肱骨内、外上髁中点稍下方，向内下方引一条线至上述连线的上、中 1/3 交接点，为尺动脉上段的体表投影。在腕横纹两端同时向深部压迫，可压住桡、尺动脉，使手部止血。

3. 贵要静脉

尺骨茎突经前臂掌侧面至肘窝尺侧的连线为贵要静脉的体表投影。

4. 桡动脉

自肘窝中点稍下方到桡骨远端掌侧面桡动脉搏动处的连线，为桡动脉的体表投影。

5. 指掌侧固有动脉

指掌侧固有动脉起自手掌远侧横纹的指掌侧总动脉，沿各指掌面两侧紧贴指骨旁走行，向远端延伸至指尖甲襞近端 2 ~ 3mm 处。轻压手指近节根部两侧，可触及微弱搏动（肥胖或血管细者可能不明显）。该动脉是手指血供的核心来源，外伤止血需压迫近节根部两侧，手术切口或麻醉（如指根阻滞）需避开其走行路径，避免损伤；需注意个体血管变异（如单侧优势供血）及与指背动脉（走行于背侧）的区分。

（二）下肢部

1. 股动脉

屈髋并呈稍外展、外旋位，自髂前上棘至耻骨联合的连线中点，划一直线至股骨内收肌结节，此线的上 2/3 即为股动脉的体表投影。在腹股沟中点稍下方可摸到股动脉搏动。把股动脉压向耻骨上支，可使下肢止血。

2. 腘动脉

腘动脉自股骨内侧髁与股二头肌腱内侧缘之间的腘窝顶端（约膝关节后上方）起始，沿腘窝中央稍偏内侧纵行下降，经腓肠肌内外侧头之间，至腘窝下角（胫骨粗隆水平）分为胫前动脉和胫后动脉。定位时，患者取俯卧位，屈膝30°，医者在患者腘窝中线内侧1～2cm处可触及搏动点。腘动脉紧邻胫神经及腘静脉，触诊或穿刺时应避免压迫过度。在腘窝中加垫，屈膝包扎，可压迫腘动脉，使小腿和足部止血。

3. 胫前动脉

自胫骨粗隆和腓骨小头的中点至内、外踝的中点划一连线，即为胫前动脉的体表投影。中医学称胫前动脉为趺阳脉，压下压迫可减轻足背出血。

4. 胫后动脉

自腘窝中点正下方7～8cm处至内踝与跟腱的中点，两者之间的连线为胫后动脉的体表投影。将该动脉压向深部，可减轻足底出血。

5. 足背动脉

足背动脉位置表浅，在踇长伸肌的外侧可扪及其搏动。足背动脉是胫前动脉的延续，在伸肌支持带下缘后方出现于踇长伸肌腱及趾长伸肌腱之间，行至第1跖骨间隙，分为足底深支和第1跖背动脉2终支。